DU

PALUDISME

DE SON MODE DE PROPAGATION

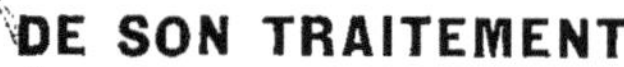
DE SON TRAITEMENT

PAR

Louis-Hermant-Octave GUIBERT

DOCTEUR EN MÉDECINE

ANCIEN DIRECTEUR DE L'INSTITUT DE THÉRAPIE PAR VIBRATION ÉLECTRIQUE DE PARIS

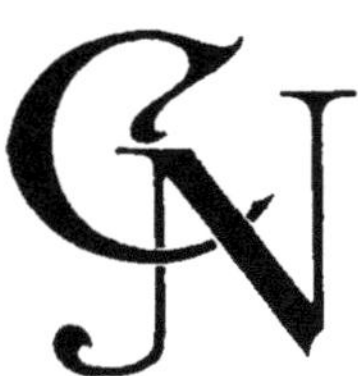

PARIS

ANCne LIBRAIRIE G. CARRÉ ET C. NAUD

C. NAUD, ÉDITEUR

3, RUE RACINE, 3

1901

DU PALUDISME

DE SON MODE DE PROPAGATION

DE SON TRAITEMENT

DU MÊME AUTEUR

LITTÉRATURE

La lutte pour l'oubli, 1 vol., Goupy et Jourdan, éditeurs, 1900.

La Mauricienne, in *Journal de Maurice*, 23 juillet 1890.

Silhouettes mauriciennes.

Les Étudiants en Europe, in *Journal de Maurice*, 6 décembre 1890.

Un type de Joueur, in *Journal de Maurice*, 30 décembre 1890.

Une chasse à la Rivière-Noire, in *Journal de Maurice*, 11 août 1892.

MÉDECINE (*en préparation*)

Le traitement des rétrécissements de l'urètre sans sondes, sans électrolyse.

DU

PALUDISME

DE SON MODE DE PROPAGATION

DE SON TRAITEMENT

PAR

Louis-Hermant-Octave GUIBERT

DOCTEUR EN MÉDECINE
ANCIEN DIRECTEUR DE L'INSTITUT DE THÉRAPIE PAR VIBRATION ÉLECTRIQUE
DE PARIS

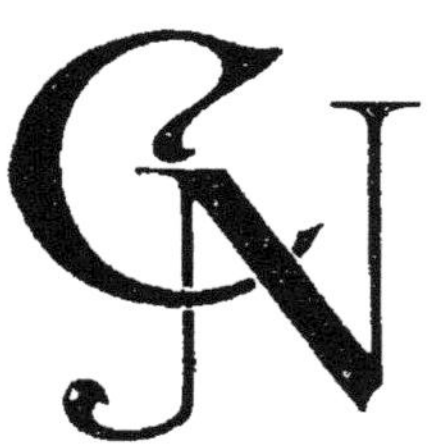

PARIS

ANC^ne LIBRAIRIE G. CARRÉ ET C. NAUD

C. NAUD, ÉDITEUR

3, RUE RACINE, 3

—

1901

A LA MÉMOIRE

DE MA MÈRE ADORÉE

A CELLE QU'ON NE REMPLACE JAMAIS

A LA MÉMOIRE

DE MON PÈRE JULIUS GUIBERT

ANCIEN AVOUÉ A L'ILE MAURICE

Je sens couler mes larmes en te dédiant ma thèse, ami, à tout jamais perdu. Selon la promesse faite, j'irai crier sur ta tombe — que j'ai juré de donner mes soins jusqu'à mon dernier souffle à tous ceux qui réclameront mes faibles lumières. Quand ils seront pauvres, j'exciterai ma cellule cérébrale pour trouver des remèdes à les mieux soulager. Quand ils seront riches je prendrai leur argent pour aider les premiers.

A MON BEAU-PÈRE

SIR VIRGILE NAZ K. C. M. G.

COMMANDEUR DE L'ORDRE DE SAINT-MICHEL ET DE SAINT-GEORGES

A MES TROIS SOEURS CHÉRIES

A MON ÉPOUSE

A MON BEAU-FRÈRE

ÉDOUARD FIBICH

ANCIEN INTERNE DES HOPITAUX DE LILLE

ANCIEN EXTERNE DES HOPITAUX DE PARIS

DOCTEUR EN MÉDECINE DE LA FACULTÉ DE PARIS

A MON MEILLEUR AMI

LE DOCTEUR ALPHONSE RAFFRAY

ANCIEN INTERNE DES HOPITAUX DE PARIS

MÉDAILLE DE BRONZE DE L'ASSISTANCE PUBLIQUE

AVANT-PROPOS

L'auteur de cette thèse a un diplôme d'État de la République Française, lui donnant le droit d'exercer sur tout le territoire français et dans toutes les colonies françaises.

Il a eu l'honneur, n'ayant que 16 inscriptions, d'avoir été nommé directeur médical d'un grand établissement, l'Institut de thérapie par vibration électrique, 47, rue de la Chaussée-d'Antin, à Paris. Il a dans cet établissement inauguré pour la première fois le traitement des maladies nerveuses par le massage mécanique combiné aux vibrations électriques.

FACULTÉ DE MÉDECINE DE PARIS

Nº D'ORDRE DU DOSSIER Scolaire 4327 A

FEUILLE D'INSCRIPTIONS

M. GUIBERT, Louis-Hermant-Octave,
né le 3 novembre 1867, à Port-Louis (Ile Maurice)

a pris ses inscriptions dans l'ordre suivant, en vue du doctorat :

ANNÉES	TRIMESTRES	NATURE DE L'INSCRIPTION	NUMÉROS DU REGISTRE A SOUCHE des Bulletins de versement	OBSERVATIONS
1886	4e trimestre	1re inscription	Nº 999	
1887	1er trimestre	2e inscription	Nº 3 739	
1888	2e trimestre	3e inscription	Nº 6 194	
1888	3e trimestre	4e inscription	Nº 8 744	
1890	4e trimestre	5e inscription	Nº 2 222	
1897	1er trimestre	6e inscription	Nº 5 707	
1897	2e trimestre	7e inscription	Nº 10 223	
1897	3e trimestre	8e inscription	Nº »	
1897	4e trimestre	9e inscription	Nº 416	
1898	1er trimestre	10e inscription	Nº 309	
1899	2e trimestre	11e inscription	Nº 12 296	
1899	2e trimestre	12e inscription	Nº 12 296	
1899	2e trimestre	13e inscription	Nº 12 296	
1899	4e trimestre	14e inscription	Nº 1 129	
1899	4e trimestre	15e inscription	Nº 1 129	
1900	1er trimestre	16e inscription	Nº 5 251	

NOTA. — *Cette feuille doit être déposée chez le concierge de la Faculté, au plus tard la veille du jour de la prise de l'inscription; il est délivré en échange un Nº d'ordre indiquant le jour et l'heure auxquels l'inscription doit être prise.*

Les inscriptions ne sont acquises que lorsque les droits en ont été soldés.

Il est expressément recommandé d'effectuer le versement des droits dans les 24 heures.

Le Secrétaire de la Faculté:

L'Étudiant est tenu de déclarer, en s'inscrivant, sa résidence réelle, et, s'il vient à en changer, de faire une nouvelle déclaration par lettre adressée au Doyen ou au Secrétaire de la Faculté.

Toute fausse déclaration de résidence peut être punie de la perte d'une ou deux inscriptions. Cette peine est prononcée sans recours par la Faculté. (*Décret du 30 juillet 1883*).

PRÉFACE

Nous avons tenu à passer quelques mois à la célèbre Faculté de Montpellier, pour puiser des connaissances sur les maladies des pays chauds que nous n'aurions pu obtenir qu'avec difficulté à Paris.

Nous allons obéir moins à l'usage qu'à un sentiment spontané de reconnaissance en citant : M. le Pr CARRIEN, MM. les P^rs^ agrégés RAYMOND, DE ROUVILLE, VIRE, dont nous avons reçu des leçons, des encouragements, des conseils. Il serait oiseux de ma part de chercher à faire l'éloge de la célèbre Université de Montpellier. Mais néanmoins, nous avons pu nous convaincre que la valeur d'un jeune médecin est souvent en raison inverse du nombre d'étudiants de sa Faculté.

A Paris, notre reconnaissance est grande pour M. le P^r^ agrégé LETULLE, chevalier de la Légion d'honneur, médecin de l'hôpital Boucicaut, près de lui nous avons appris la véritable thérapeutique pathogénique.

A M. le P^r^ agrégé LEJARS, chirurgien des hôpitaux de Paris, nous adressons tous nos remerciements pour la façon vraiment française dont il nous apprit à nous servir du bistouri.

Enfin, un dernier mot de respect et d'admiration pour notre célèbre compatriote, M. le Dr Aviragnet, médecin des hôpitaux de Paris. C'est pendant l'année 1900, année où il dirigeait cette consultation de médecine si fréquentée de l'hôpital Necker, que nous l'avons eu comme maître. C'est là que, sous sa haute bienveillance, nous nous sommes exercés à comprendre les malades — et surtout à prescrire.

Ayant embrassé une des plus belles professions, il nous appartiendra de l'ennoblir, par notre tenue, notre dévouement, notre désintéressement, notre droiture et par la correction impeccable de notre vie.

DU PALUDISME

DE SON MODE DE PROPAGATION

DE SON TRAITEMENT

De toutes les maladies infectieuses l'impaludisme est certainement celle qui occupe à la surface du globe la plus vaste étendue. Elle sévit sous forme endémique dans toutes les régions, mais en augmentant de fréquence et de gravité à mesure qu'on descend des pôles vers l'équateur.

Toutefois les exceptions sont nombreuses : tel pays situé dans les zones équatoriales est presque indemne de fièvres palustres, tandis que dans les zones tempérées on trouve des contrées où le fléau sévit avec une grande intensité.

Sur les côtes d'Afrique, en Algérie, au Sénégal, à Madagascar, à l'île de la Réunion, à l'île Maurice, la fièvre paludéenne est une affection commune, faisant autant de ravages que la tuberculose en Europe. En Europe, dans le Midi de la France, tout en présentant moins de gravité, elle rend, comme nous le verrons, la vie pénible.

En Amérique, toute la zone tropicale est infectée.

Aux Indes, la mortalité par les fièvres paludéennes compte 40 pour 100 dans la mortalité générale (Laveran).

En Chine, en Cochinchine, nos troupes n'ont-elles pas été décimées par le terrible fléau ?

Le Pr Dieulafoy dans son étude sur le paludisme montre par des statistiques les ravages que fit en Europe l'infection palustre. « A Bordeaux, en 1805, dit-il, on dessèche en été le marais de la Chartreuse, contigu à la ville ; 12 000 habitants sont pris de fièvres palustres et 3 000 succombent. A Paris, en 1811, on creuse le canal Saint-Martin : les quartiers du Temple, de La Villette, de Pantin payent aussitôt au paludisme un lourd tribut..... Quand on a voulu replanter la vigne dans le département de l'Hérault, il y a quelques années, la pioche et la charrue ayant ouvert d'anciens foyers marécageux dans les sables, au bord de la mer, des foyers épidémiques palustres ont éclaté (Jeannel)..... Mais le plus grand désastre que l'histoire ait enregistré est certainement l'anéantissement de l'armée anglaise à Walcheren. Nous sommes en 1809 ; l'Angleterre, nous dit Thiers, envoie sur l'Escaut une expédition formidable composée de 470 voiles avec 44 000 hommes dans le but de prendre Anvers et la flotte française. On n'est pas sans crainte à Paris sur l'issue de l'expédition, mais Napoléon, qui est à Schœnbrüm, rassure tout le monde : d'un trait de génie, il comprend que l'armée anglaise périra dans les régions marécageuses et palustres de l'Escaut ; il ordonne à ses généraux de retenir l'ennemi dans ces régions, sans livrer de combat, son pronostic se réalise, le paludisme exerce chez les Anglais d'effroyables ravages et 27 000 de leurs soldats périssent ou vont peupler les hôpitaux. »

C'est dans toute la partie orientale de la Corse et principalement dans les plaines d'Aleria, que sont les foyers les plus puissants du paludisme en cette île. Il ne faudrait pas croire cependant que la côte occidentale soit indemne du terrible fléau ; et les plaines de l'embouchure du Liamone, celles de Sagone, celle de Calvi même, ne sont pas sans payer un large tribut à l'infection malarienne. Les fièvres palustres sont donc assez généralement répandues sur tout le littoral de la Corse et leurs manifestations s'y présentent avec les formes variées que tous les médecins militaires ont signalées dans les colonies. Nous y retrouvons les fièvres intermittentes, la rémittente, la continue, la pernicieuse avec tous ses types : comateux, algide, gastro-bilieux, apoplectiforme ; en un mot toutes les manifestations du paludisme, les formes fébriles et les non fébriles, les formes larvées et les formes classiques. Ce sont choses trop connues, que l'on retrouve admirablement décrites dans les auteurs, pour que nous nous y attardions plus longtemps.

D'après tous les auteurs qui se sont occupés de la malaria, l'accès viendrait dans la matinée pour 4/5 des cas. C'est une règle fondée sur l'observation ; et pourtant il nous faut reconnaître qu'en Corse l'accès se présente rarement dans la matinée. On peut affirmer que c'est entre une heure et six heures du soir, plus volontiers vers deux heures de l'après-midi, qu'apparaît la fièvre dans la grande majorité des cas.

Il est d'observation courante et journalière en Corse de voir des paysans, alors qu'ils sont sortis parler politique après le repas de l'après-midi, de les voir subitement pâlir et commencer à trembler sous l'influence de l'infection qui les travaille. C'est une chose commune et l'on pourrait presque dire prévue dans le programme de la discussion à voir le peu d'étonnement manifesté par l'orateur que la fièvre vient subitement priver de son contradicteur empêché.

« Eh bien, c'est elle ? » interroge-t-il complaisamment. Et l'adversaire de répondre avec un évasif geste d'excuse : « Oui, c'est son heure » (deux heures de l'après-midi le plus souvent). Il faut voir le ton de tranquille fatalisme qu'ils mettent dans ces quelques mots et l'on sent bien qu'il s'agit d'une vieille connaissance dont on n'a même pas besoin de prononcer le nom.

Cette particularité des fièvres palustres en Corse peut être l'occasion d'une erreur de diagnostic, surtout quand elle est accompagnée d'autres anomalies assez fréquentes dans les formes frustes du paludisme.

Nous croyons avoir établi comment, en Corse, l'accès se présentait entre midi et six heures du soir dans la grande majorité des cas et nous savons alors ce qu'il faut penser de son « apparition plus fréquente dans la matinée, comme élément de diagnostic avec les fièvres intermittentes symptomatiques (tuberculose, suppuration, cachexie) dont l'accès revient dans la soirée ».

Mais l'ictère ? Eh bien, l'ictère est très fréquent dans les fièvres palustres et que de fois n'a-t-on pas vu les paysans s'ordonner mutuellement des purgations « parce qu'ils avaient la bile sur le visage ». D'ailleurs, pourquoi refuser au paludisme, maladie infectieuse, ce qu'il est fréquent de mettre au compte de la syphilis : l'ictère par rétention de la deuxième période.

Reste maintenant l'interversion de l'accès.

Nous le trouvons sous le nom de type inverse, signalé par Griésinger, cité par Colin qui, lui, la nie absolument : « Certains auteurs ont affirmé l'existence de paroxysmes fébriles à marche renversée pour ainsi dire et décrits sous le nom de type inverse. Que dans une fièvre rémittente on constate, ce qui arrive parfois, un frisson après une période de chaleur plus ou moins intense ; que dans certaines formes pernicieuses, comme l'algide, on voit apparaître le froid après le stade de chaleur, nous l'admettons parfaitement ; mais nous révoquons complètement en doute l'existence de fièvres intermittentes simples où il y aurait interversion des stades et dans lesquels la chaleur ou la sueur précéderait le frisson. Il nous paraît impossible d'admettre les fièvres à stades renversés. »

Sans vouloir aucunement opposer notre timide affirmation à celle d'un homme aussi considérable que Colin et si compétent sur la question de paludisme, qu'il nous soit permis toutefois de réclamer humblement pour la Corse le droit de donner des fièvres à stades renversés. Bien que nous n'ayons pas trouvé d'observations dans la littérature médicale, il n'en est pas moins vrai que le type inverse signalé par Griesinger existe réellement.

Les causes favorisant l'éclosion du paludisme dans la région de l'Oued Rir' (Sud Constantinois) consistent dans la présence des chotts et des sebbkhas et dans l'existence des oasis. Les premiers agissent par la production de nappes d'eau croupissantes et dont l'influence malarigène se fait sentir au printemps et en automne. Les oasis sont fébrigènes, grâce à l'existence de fossés à eau stagnante ayant leur origine dans le trop-plein des eaux d'arrosage des jardins, que le sol imperméable retient à sa surface et que les fossés servent à drainer. Ces eaux prennent les caractères d'eaux marécageuses aux deux périodes précitées, printemps et automne.

Les conditions individuelles qui favorisent l'infection sont celles qui obligent à un séjour prolongé dans les oasis (culture des jardins). L'immunité de race que les auteurs s'accordent à attribuer aux races indigènes (nègres et arabes) semble notablement exagérée. De très nombreux et de très graves cas de paludisme, même des accès pernicieux à terminaison fatale, ont été observés sur des Rouaras, dont la race est le résultat d'un croisement berbère, arabe et nègre.

Enfin les fatigues de l'été, l'existence d'une diarrhée à peu près constante à cette époque, et souvent accompagnée d'une réelle infection gastro-intestinale, prédisposent à l'infection consécutive. Cette infection gastro-intestinale est préparée et provoquée elle-même par l'ingestion d'une eau potable très riche en sels magnésiens. Elle agit en débilitant l'organisme et aussi en mettant l'intestin dans des conditions d'infériorité organique et, dans le cas où de l'eau contaminée par les agents malarigènes serait absorbée, elle rendrait leur pullulation possible et le passage à travers les parois intestinales dans le torrent circulatoire ainsi aisé et facile.

C'est, comme nous venons de le voir, dans les pays de marécages que sévit avec le plus d'intensité l'infection paludéenne ; car c'est dans ces contrées à eaux stagnantes et croupissantes que se trouvent surtout réunies les conditions météorologiques et telluriques qui favorisent le développement du miasme palustre qui marche de pair avec celui des espèces végétales et animales inférieures.

Dans les pays de marécage, après les périodes d'inondation, arrivent l'été et la chaleur, devenue quelquefois étouffante au milieu de ces terrains malsains, avec un sol qu'on dirait chauffé par un courant souterrain de vapeur d'eau ; les eaux deviennent alors stagnantes, bientôt l'évaporation, plus active, met à nu un fond vaseux mélangé de détritus végétaux, de matières organiques de toutes sortes, quelquefois animales. L'odeur qui se dégage de ces foyers de putréfaction se fait vite sentir; encore n'est-ce pas au moment le plus chaud de la journée. L'instant le moins critique est celui de la plus forte chaleur, au moment où le soleil est le plus élevé sur l'horizon ; l'instant le plus dangereux est au contraire celui qui accompagne le coucher du soleil ou précède son lever. En effet, la vapeur d'eau condense alors les miasmes disséminés par la chaleur du jour: quand la brume du soir est tombée ou que l'évaporation du matin commence, ces germes trouvent un plus facile accès dans l'organisme. Dans ces heures où la nuit va tomber, on se sent saisi à la gorge par les émanations marécageuses qui semblent former toute l'atmosphère et porter partout leur pénétrante âcreté (1).

Du reste, un autre élément vient aider à la propagation des germes malariens, c'est le vent. Principalement les vents du Sud, du Sud-Ouest, de l'Ouest, suivant les régions ; ce sont ces agents qui vont semer sur leur passage les émanations malsaines. Car le paludisme ne se trouve pas limité seulement aux marais ; la lisière s'en ressent également, quelquefois à de grandes distances. On peut rapprocher le fait cité par Lancési : « Trente personnes de Rome se promenaient vers l'embouchure du Tibre. Le vent vint tout à coup à souffler des marais dont il apporta les émanations ; vingt-neuf d'entre elles furent atteintes de fièvres intermittentes. »

Nous avons essayé de montrer les conditions de développement de la malaria. D'un côté les influences venant

---

(1) L. Desmier, *Thèse*, Paris, 1897.

du sol lui-même en favorisent l'éclosion. N'avons-nous pas vu ce terrain, inondé et submergé chaque année, exposant ensuite un limon verdâtre et nauséabond et au soleil et aux vents ? Plus loin, ce sont des fossés remplis de détritus végétaux amassés par le luxe même de la végétation et devenant une source de putréfaction. De plus, au printemps, le sol encore recouvert de ce dépôt amené par les eaux, est livré à la culture, conditions éminemment favorables à la dissémination du paludisme. Le fond argileux en presque totalité favorise davantage l'exhalaison, puisque l'eau doit être évaporée par faute d'absorption. N'y pourrait-on pas voir aussi l'influence de la contagion par l'eau potable ? Car, occupé à des travaux dans les marais pendant les plus fortes chaleurs de l'été et dévoré par la soif, le travailleur se désaltère souvent dans la première eau stagnante.

Nous avons vu aussi quelle large part prenaient les vents à cet égard, surtout les vents du large de la mer. Car il faut remarquer que l'influence paludéenne se manifeste à une distance assez grande des bords du marais, soit que l'on envisage le fait comme résultat de la prépondérance miasmatique des vents, soit comme manifestation d'un paludisme tellurique. Nous ne discuterons pas les raisons d'être de ces idées qui peuvent toutes deux se compléter. Les émanations marécageuses se répandent, en effet, à une grande distance, plus ou moins considérable suivant l'état de l'air, c'est pourquoi nous voyons les bourgades, situées sur le bord du coteau qui délimite les marécages, souvent infectées par les vents du Midi.

D'une façon générale, nous résumerons les conditions qui président aux manifestations paludéennes en disant que l'insalubrité relative du pays est occasionnée par les trois apports que l'on rencontre partout où il y a paludisme : *chaleur, humidité, effluves.*

Dans ces dernières années, de nombreux travaux ont été entrepris dans le but d'élucider la question du mode d'infection dans le paludisme, et jusqu'en ces derniers temps, infection par l'air ou infection par l'eau, on n'avait pas d'autre alternative. M. Laveran essaye d'élucider cette question dans la *Revue d'hygiène* (n° 12, 1896).

L'hypothèse de l'infection par l'air est la plus ancienne (mal'aria voulant dire mauvais air), mais de nombreux faits démontrent que le transport de l'agent pathogène par l'air ne peut avoir lieu que dans des limites très restreintes. Ainsi, dans une même ville, à quelques cents mètres de distance, on trouve des quartiers salubres et d'autres qui ne le sont pas; à Rome, qui est entourée de tous côtés par des zones palustres étendues, il n'y a pas de paludisme pour les habitants de la ville, mais une fois les murs franchis, le danger commence; dans les régions les plus chaudes et les plus insalubres du globe, les marins sont à l'abri du paludisme dans leurs vaisseaux, alors même que ces vaisseaux sont ancrés à une faible distance de la côte. Les faits de ce genre pourraient être multipliés. Au contraire, pour prouver l'infection par l'air, on a cité l'exemple d'individus atteints d'accidents palustres au moment même où ils traversaient des marais et sans qu'on pût invoquer d'autre cause d'infection que l'air; mais ces faits ne peuvent être considérés comme probants, attendu que le paludisme a besoin pour se développer d'une période d'incubation d'environ sept à huit jours.

L'origine hydrique du paludisme semble mieux prouvée et Boudin est un des auteurs qui la soutint avec le plus d'énergie, en relatant l'épidémie qui sévit sur le navire *l'Argo* où les marins buvaient de l'eau puisée dans un endroit marécageux près de Bône. Il paraît cependant plus vraisemblable que les militaires de *l'Argo* étaient impaludés au moment de leur embarquement à Bône. En faveur de l'origine hydrique, on a également signalé des cas où la malaria a disparu de certaines localités à partir du moment où les habitants firent usage d'eau de bonne qualité. Salamone Marino a opposé à cette opinion le contrôle de l'expérimentation (*Riforma medica,* 1890). A des individus sains et robustes qui se trouvaient dans une localité salubre, il fit ingérer de l'eau puisée dans des localités palustres et n'arriva pas à produire la malaria. Comme autre argument, on a dit que l'ingestion par les voies digestives n'était pas possible en raison de l'action des sucs gastriques et intestinaux, et on a cité à l'appui de cette assertion des expériences démontrant que les infusoires étaient détruits quand on les soumettait à des digestions artificielles. D'après M. Laveran, on ne peut écarter *a priori* l'opinionqui attribue un rôle à l'infection par l'eau de boisson, mais on ne peut pas non plus l'admettre absolument.

Au contraire, l'hypothèse émise par M. Laveran au sujet du rôle des moustiques gagne du terrain, elle est considérée par plusieurs observateurs des plus compétents comme la plus vraisemblable, comme celle qui s'accommode le mieux avec ce que nous savons des circonstances dans lesquelles se produit l'infection palustre. En raison de l'insuccès des essais de culture de l'hématozoaire, et pour d'autres causes aussi, on peut se demander s'il n'existe pas, pour lui comme pour d'autres parasites, un hôte intermédiaire.

Bon nombre de faits viennent à l'appui de cette hypothèse de la transmission du paludisme par les moustiques. Les moustiques qui abondent dans toutes les localités palustres disparaissent sur les hauteurs, là où cesse l'endémie palustre. Le drainage du sol qui supprime les fièvres fait disparaître aussi les moustiques. Les fièvres de première invasion ne règnent qu'à l'époque où les moustiques abondent; pendant le reste de l'année, on n'observe que des rechutes. C'est pendant la nuit qu'on est le plus disposé à contracter le paludisme, et c'est pendant la nuit que les moustiques s'acharnent le plus après leur proie. D'autre part, on a remarqué que dans les maisons des localités palustres, les étages supérieurs étaient plus sains que le rez-de-chaussée ou le premier étage; or les moustiques abondent surtout au niveau du sol.

La prédisposition aux fièvres est d'autant plus marquée que la peau est plus fine, plus délicate; les enfants qui ont tant à souffrir des moustiques sont plus éprouvés par les fièvres palustres que les adultes; tandis que les nègres dont la peau est épaisse, résistante, et qui sont très peu sujets aux piqûres des moustiques, jouissent d'une immunité remarquable pour le paludisme.

Cependant, il n'est pas probable que les moustiques puissent inoculer le paludisme directement, d'homme à homme, car les fièvres palustres ne se répandent pas par *contagion*, alors même que les moustiques abondent. En effet, la plupart des tentatives d'inoculation d'homme à homme ont échoué entre les mains de Dochmann; des inoculations dans le tissu conjonctif faites par Mariotti et Ciarocchi sont restées négatives, elles auraient quelquefois réussi d'après Bein, Calandruccio et di Matteï. Au contraire, l'injection intraveineuse pratiquée par Machiafara et Celli a été couronnée de succès. Les essais d'inoculation du paludisme aux animaux ont toujours échoué jusqu'ici. Or, les moustiques ne semblent pas pouvoir réaliser les conditions d'inoculation intraveineuse nécessaires pour la transmission du paludisme, c'est donc autre part qu'il faut chercher la solution au problème. Peut-être le moustique joue-t-il vis-à-vis de l'hématozoaire le même rôle qu'il joue dans la transmission de la filariose. Nous verrons plus loin que Manson a défendu cette opinion émise par M. Laveran, et a prouvé les métamorphoses diverses de l'hématozoaire dans le corps de l'insecte.

D'après Manson, nous verrons que les flagelles de l'hématozoaire représentent le premier stade de la vie libre du parasite, et ils se comportent comme les filaires embryonnaires dans le corps des moustiques qui se sont gorgés de sang palustre ; ils traversent la paroi de la poche stomacale et vont se loger dans le corps de l'insecte où s'accomplit une phase de leur évolution. Lorsque le moustique, après avoir pondu, meurt à la surface de l'eau ou de la terre humide, le parasite rentre dans une larve de moustique ou bien il est mis en liberté. L'homme pourrait s'infecter en buvant de l'eau dans laquelle sont venus mourir les moustiques gorgés de sang palustre ou bien par inhalation des poussières provenant des marais desséchés.

D'autre part, Ross a soumis à la piqûre de moustiques un malade atteint de paludisme dans le sang duquel se trouvaient des croissants, et il a constaté que les croissants se transformaient rapidement chez ces insectes en corps sphériques et en flagelles. Il est présumable qu'après cette transformation dans l'estomac les flagelles pénètrent dans les tissus de l'insecte. Ce rôle du moustique comme hôte intermédiaire et non comme agent d'inoculation directe du paludisme paraît appuyé sur des observations sérieuses et gagne de plus en plus du terrain. Le sang paraît donc être la voie réelle de transmission du paludisme, car on a des faits certains de transmission de la mère au fœtus, tandis qu'on n'en a pas par la lactation ; une femme qui a la fièvre palustre, dit M. Laveran, est assurément une mauvaise nourrice et on comprend que des accidents se produisent chez l'enfant qu'elle allaite, mais il paraît improbable qu'elle puisse transmettre le paludisme à cet enfant.

A l'appui de ce que nous venons de dire, M. Langlois, dans une étude intéressante, a montré le rôle joué par les insectes dans la transmission de certaines maladies infectieuses.

Bien avant les théories nouvelles sur le principe des agents infectieux, les croyances populaires avaient attribué aux insectes un rôle actif dans la propagation de certaines affections, notamment dans le charbon. Les mouches dites charbonneuses étaient ainsi nommées parce qu'on les accusait de transporter le germe des animaux morts aux animaux vivants, animaux ou hommes. Cette opinion fut adoptée par Davaine ; il insiste sur la multiplication des cas de charbon dans les étables où on trouve des mouches toute l'année, sur la rareté, par contre, des accidents dans les endroits où les insectes disparaissent pendant l'hiver. Bolinger, qui partage cette opinion, fait remarquer que de véritables épidémies de charbon ont coïncidé avec les années les plus chaudes du siècle, c'est-à-dire les années où les mouches pullulent : 1803, 1807, 1811, 1822, 1826, 1834, 1874. W. Koch cite l'opinion des médecins russes qui pensent que le charbon qui éclate dans ses steppes au moment des récoltes est presque toujours dû à la piqûre des mouches. Il faut opposer à cette opinion russe celle de Ofinch, qui a parcouru toute la Silésie occidentale : si les mouches et les moustiques étaient susceptibles de répandre le charbon, nul être vivant ne pourrait traverser indemne les immenses toundras marécageux de la Sibérie, où mouches et moustiques sont en si grand nombre qu'ils forment de véritables nuages, tourbillonnant autour des voyageurs et rendant la traversée si pénible.

Les observations directes sont également contradictoires; les sujets atteints incriminent souvent la piqûre de l'insecte, mais il est presque toujours impossible de la constater directement, et Bojanus disait déjà : « Il se produit au début un petit point noir qui est regardé faussement comme une piqûre d'insecte. » Larrey, Schweder, Schwab et bien d'autres attribuent l'idée de la piqûre à la douleur lancinante localisée en ce point. Mais d'autres médecins sont moins sceptiques. Budd cite deux cas de charbon produits par des piqûres de moustiques. Blanchard attribue aux stemoxys un rôle important. Citons le cas d'Édouard : une pustule se développa après la piqûre d'un insecte, et Chauveau trouva dans la pustule la bactéridie charbonneuse.

Les premières expériences directes furent entreprises par Raimbert en 1867, qui essaye de nourrir des mouches avec du sang charbonneux. Davaine, Alessi, Railliet poursuivent ces études et montrent que la mouche peut se charger de bacilles charbonneux, soit sur sa trompe, soit dans son intestin ; mais la transmission directe de ces mouches à l'animal ne peut être établie.

Nuttal répète ces expériences et cherche à faire piquer l'oreille d'un lapin par des mouches infectées par des cultures ou du sang chargé de microbes du charbon, de la peste, du choléra des poules, de la septicémie des porcs, et il ne réussit pas à infecter l'animal piqué.

Le rôle des mouches dans le choléra avait été signalé par les auteurs anciens. Nicolas, 1850, entre autres, insiste sur la recrudescence du choléra à bord du vaisseau *Le Superbe,* coïncidant avec l'apparition des mouches, et la décroissance de l'épidémie quand ces diptères disparaissaient ; mais les premières recherches expérimentales sont dues à Maddox, 1885. Il nourrit des blattes, des guêpes, des abeilles et des mouches ordinaires, *musca vomitoria,* avec des cultures du vibrion cholérique et constata l'existence de ces vibrions dans les déjections des mouches. Tizzoni et Catani, 1886 ; Sawetschenko, 1892 ; dans des expériences conduites avec méthode, arrivèrent aux mêmes résultats ; il paraît même que le vibrion cholérique trouverait dans l'intestin de la mouche un milieu favorable, puisque les déjections riches en nombreuses bactéries indifférentes ne renfermeraient plus au bout de quelques heures que le vibrion presque complètement isolé. Nous passons sur les expériences pourtant concluantes de Simond et d'Ofelman et les observations de Macray, Hafkin et Simpson à la prison de Gaya ; de Buchanam, dans les Indes également, qui montrent les mouches volant des déjections des cholériques sur le lait et le riz destinés aux prisonniers, et l'année de l'épidémie coïncidant avec une véritable invasion de ces insectes.

Pour la fièvre typhoïde, des faits analogues sont cités. Alessi, 1888, nourrit des mouches avec des cultures de bacilles d'Eberth et retrouve ceux-ci dans l'intestin de l'insecte. Weeder voyant des mouches se poser successivement sur un vase renfermant des déjections typhoïques, puis sur un récipient renfermaut du lait, examine ce lait et le trouve infecté. Pendant la guerre hispano-américaine, la commission médicale des États-Unis attribue l'épidémie de fièvre typhoïde qui décima les troupes américaines réunies en vue de l'expédition de Cuba aux mouches qui pullulaient dans les baraquements et que l'on trouvait en grand nombre sur les matières fécales trop souvent déposées autour du camp sans la moindre précaution d'hygiène.

On comprend que toutes les maladies infectieuses peuvent être ainsi transportées par les mouches ; Hoffmann (1888), trouve le bacille tuberculeux dans les déjections des mouches recueillies dans les salles d'hôpital et inocule des cobayes avec le suc des mouches écrasées, qui avaient été nourries (?) avec des crachats de tuberculeux.

Ce sont les mouches qui seraient accusées d'entretenir l'ophtalmie d'Égypte ou l'affection similaire qui règne admirablement en Floride (Schwartz-Rilley); la frambezia, affection ulcéreuse des pays tropicaux, les mouches se posant sur les ulcères et allant ensuite inoculer des sujets sains (Alibert, Hirsch); le bouton d'Alep, que les indigènes de Raschkent appellent le paschachurdj, le mal des mouches (Laveran, Flemming, Weber); la trichine, d'après Gerlac, pouvait être transportée par ces agents ailés, car ayant nourri des mouches avec de la viande trichinée, il a constaté des trichines dans le corps des mouches ; le tœnia, d'après Grassi, l'ascaris lombricoïdes, d'après Stiles. Mais nous nous arrêtons là dans cette communication.

Le rôle des mouches, tel que nous venons de l'observer, n'a, en réalité, rien de bien caractéristique, c'est, comme le fait remarquer Héricourt (Revue des Revues, 1899, 1er avril), un rôle banal, doublant en quelque sorte celui du vent, qui transporte les poussières dangereuses, les excrétions virulentes desséchées.

Il n'en est plus de même du rôle des moustiques, agents pour ainsi dire spécifiques de la filariose, de la malaria, de la fièvre du Texas, de la nagana. Ici l'action est beaucoup plus particulière, partant plus intéressante.

La filaire de Médine, répandue sur toutes les côtes africaines, est un ver filiforme, atteignant parfois un mètre de longueur et qui se développe dans le tissu conjonctif sous-cutané. Mais pendant longtemps son mode de pénétration a été inconnu. Aujourd'hui les moustiques sont incriminés ; toutefois leur rôle est encore discuté. Pour les uns, les moustiques prennent les embryons de la filaire dans l'eau où ils séjournent et les inoculent par piqûre. Pour les autres (Manson), le moustique se charge des embryons en pompant le sang des individus malades, puis va infecter les mares et les cours d'eau. Là, les embryons qu'ils abandonnent subissent une série de développements, puis sont repris par l'homme ou les animaux avec l'eau de boisson.

C'est encore par le même mécanisme que Manson expliquera la propagation de la malaria par les moustiques : ces insectes chargés de parasites venaient mourir dans l'eau qu'ils infectaient ainsi.

Cette opinion est loin d'être admise ; les hématozoaires absorbés par les moustiques traversent les parois de l'appareil digestif et peuvent arriver bien vivants dans la glande à venin. (Nuttal.) En mettant dans une cage en verre des oiseaux sains et des moustiques gris infectés, Ross a retrouvé chez ces oiseaux le protéosome type.

Grassi, Bastianelli et Bignami ont tenté la même expérience sur l'homme : quatre individus indemnes de tout antécédent malarique ont été soumis aux piqûres de *culex pipiens*. Capturés dans des régions infectées, le résultat fut négatif; mais dans une seconde tentative faite avec le *culex malariae anapheles claviger,* un des sujets en expérience, ainsi que le garçon de laboratoire, furent pris d'accès de fièvre caractéristiques.

Laveran avait déjà, nous l'avons dit, insisté sur le rôle possible des moustiques en montrant que la présence des moustiques coïncide presque toujours avec la fièvre palustre, et que là où ils manquent, même à proximité des localités malariques, la fièvre palustre n'est plus endémique.

La théorie des moustiques, grâce aux recherches de Manson, de Ross, de Mac Callum, etc., paraît aujourd'hui démontrée.

Dès 1848, Nott affirmait déjà le rôle joué par les moustiques, dans la dissémination de la fièvre jaune. Les mêmes conditions climatologiques, qui assurent le développement du germe du vomito negro, assurent, disait-il, la pullulation des animalcules : infusoires, insectes, etc., qui servent ainsi de moyens de transport.

En 1886, Finlay reprend cette opinion, apporte des observations nombreuses et intéressantes sur le culex mosquito et le culex cubain ; il suppose que l'immunité de certains individus contre la fièvre jaune est due à une inoculation préventive par les moustiques, et, passant rapidement de la théorie à la pratique, il vaccine avec du sang de moustique un certain nombre d'individus, entre autres une communauté religieuse.

Les 33 vaccinés restèrent indèmnes, alors que 5 autres religieux, qui n'avaient pas été inoculés, succombèrent à la fièvre jaune. L'absence d'expériences rigoureuses ne permet pas de juger ce procédé, vivement critiqué par Koch et par Sternberg.

Il existe, en Afrique, une maladie infectieuse qui frappe le bétail et qui, depuis longtemps, a été attribuée par les indigènes à la piqûre d'une mouche, la tse-tsé.

Cette maladie, appelée par les indigènes nazana, et qui est identique comme symptômes avec la sura observée dans les mêmes conditions aux Indes et en Birmanie cause des ravages énormes.

Tous les auteurs, à l'exception de Lingard, s'accordent pour incriminer la mouche tse-tsé, mais, pendant longtemps, on crut qu'il s'agissait d'un véritable venin injecté par cette mouche ; on soupçonna ensuite un agent pathogène analogue au bacille charbonneux. Les recherches de Bruce, confirmées par celles de Koch, de Kanthack et Durham, etc..., ont définitivement établi qu'il s'agit d'un hématozoaire que l'on a pu identifier avec le trypanosoma Evansi. Nous nous contenterons de citer une des expériences décisives de Bruce. Il emporte des mouches tse-tsé dans la contrée d'Obourbo où la maladie est inconnue, les laisse jeûner plusieurs jours, puis les met en contact avec des chiens rasés. Malgré de nombreuses piqûres, les animaux restent indemnes ; les tse-tsé n'avaient plus de parasites. Mais ces mêmes mouches sont ensuite transportées sur des chiens malades, puis, après s'être gorgées de sang, reportées sur les chiens sains, et ceux-ci prirent alors la nazana après une incubation de huit à quatorze jours. Il semble que la mouche pompe l'hématozoaire dans le sang des animaux sauvages pour le porter ensuite sur les animaux domestiques; dans les contrées où le gros gibier a disparu, la nazana perd rapidement son intensité. Il ressort des recherches de Kanthack, Durham et Blanford que le sang reste infectieux pendant vingt-quatre heures au plus ; qu'il n'y a pas production de toxines ; car filtré il est inoffensif, mais, par contre, ne confère aucune immunité.

Le passage répété à travers des séries de sujets ne modifie en rien la virulence du trypanozoma. Aucune vaccination n'a pu réussir, l'arsenic seul paraît agir efficacement.

Les observations de Tiktinc, en 1897, sur le rôle des punaises dans la transmission de la fièvre récurrente, sont assez précises. Il avait été frappé de ce fait, que la plupart des cas de typhus observés à Odessa provenaient des asiles de nuit et que les hôtes de ces asiles étaient dévorés par la vermine : puces, punaises, poux, etc... Ces parasites pouvaient jouer un simple rôle adjuvant, en déterminant des lésions de l'épiderme protecteur. Mais l'examen microscopique de ces différents insectes lui permit de reconnaître, dans le sang des puces et des punaises, les spirilles ou spirochaètes caractéristiques du typhus récurrent. Pour s'assurer si ces spirilles avaient conservé leur virulence, Ticktinc appliqua des punaises à jeun sur la peau de singes atteints de fièvre récurrente, recueillit ensuite le sang de ces punaises et l'inocula à un singe indemne et séparé depuis longtemps de ses congénères.

Trois jours après, ce singe tombait malade, et son sang fournissait les spirilles typiques. Mais l'inoculation ne réussit que si les punaises infectées sont transportées immédiatement sur l'autre animal ; si on laisse un intervalle de quarante-huit heures, l'inoculation est négative et l'examen du sang des punaises montre que les spirilles sont immobiles et en voie de disparition.

Ainsi par cet intéressant travail se trouve confirmé le rôle joué par les insectes dans la transmission de certaines maladies infectieuses et rendue acceptable la théorie de Manson, sur le rôle probable des moustiques dans la dissémination du paludisme, théorie séduisante que nous allons exposer.

Bien que l'Angleterre soit un pays peu propice à l'étude du paludisme, Manson a pu néanmoins relater quelques faits intéressants que nous tenons à signaler et qui complètent ce que nous avons dit.

Le parasite dans le sang humain. — Si l'on étudie le sang d'un homme atteint de fièvre tierce simple, on voit que pendant le frisson ou une heure auparavant, on y trouve des corps pâles, composés de 12 à 20 sphérules et renfermant des blocs de pigment noir. Ces corps séjournent à l'intérieur d'un globule rouge, car un examen attentif permet de découvrir fréquemment, à leur périphérie, un anneau fin où l'on décèle de l'hémoglobine. Si l'on colore un corps, on voit que chaque petite sphérule renferme un nucléole entouré d'un protoplasma plus clair. Outre ces corps, ont en voit d'autres tout à fait analogues, mais dépourvus de la zone d'hémoglobine, ce sont les mêmes parasites, mais ils se sont échappés du globule rouge qui les contenait et dès lors ils apparaissent comme brisés, les sphérules semblant indépendantes les unes des autres. Enfin, dans la même préparation, on peut voir de ces sphérules complètement isolées et flottant librement dans le sérum. Un examen plus attentif permettra encore de trouver sur certaines hématies de petites taches pâles, animées de mouvements amœboïdes plus ou moins vifs, et si l'on colore ces taches avec du bleu de méthylène, on constale l'existence d'un nucléole bleu foncé, entouré d'une zone protoplasmique mince et légèrement teintée. Examiné quelques heures plus tard, ce sang ne montrera plus ni les corps à sphérules, ni les sphérules isolées, ni les corps épi ou intraglobulaires; mais alors apparaissent des traces amœboïdes pâles, à mouvements très actifs, dans lesquelles la coloration décélera encore un nucléole, mais périphérique, et un protoplasma toujours faiblement teinté mais en quantité plus notable.

Plus tard encore, on retrouvera ces mêmes corps, mais plus volumineux, plus pâles et contenant en outre un ou plusieurs grains d'un pigment noir ou très foncé, animé de mouvements. La coloration décèle toujours un nucléole, qui, cette fois, est vésiculeux et difficile à distinguer du protoplasma ambiant.

Enfin, quelques heures avant le futur accès, les grains de pigment semblent plus grossiers, leurs mouvements sont plus lents, le nucléole est presque indistinct et le pigment constitue le corps presque tout entier. Celui-ci, d'ailleurs, s'est ou collecté au centre, ou disposé en lignes rayonnantes, ou disposé par petits groupes disséminés. Alors le frisson étant proche, on retrouve de nouveau les corps à sphérules, et si l'on renouvelle les examens lors des divers accès, toujours on retrouve les mêmes corps, aux mêmes époques et il faut bien conclure que chaque forme succède à une suivant un cycle régulier, presque mathématique. Le gros corps pigmenté intraglobulaire est le parasite mûr, les corps à sphérules sont le même parasite ayant des sporules qui, se répandant ultérieurement dans le sang, s'attachent à des hématies, les pénètrent, et s'y développent aux dépens de l'hémoglobine qu'ils digèrent et excrètent sous forme de pigment. Le cycle complet dure environ quarante-huit heures.

Telle est en résumé l'histoire de la vie du parasite tierce. Avec des variantes dans la durée du cycle, la couleur, la forme et les mouvements des parasites, on a une histoire identique pour les plasmodies de la fièvre quarte et pour celles des fièvres malignes.

Latence du parasite. — Comment expliquer cette latence des parasites, cette cessation et cette réapparition des phénomènes pyrétiques ? On peut en effet rester des semaines, des mois, des années même sans accès paludéen, puis de nouveau survient une attaque aiguë et de nouveau aussi reparaissent dans le sang ces parasites, qui avaient depuis longtemps disparu du sang circulant. Le parasite a donc dû sommeiller ; mais où, sous quelle forme ? Quels agents, quelles circonstances ont provoqué son réveil, ont causé son sommeil ? A toutes ces questions, la science ne peut répondre.

Existence du parasite hors du corps humain. Méthode d'investigations pour ces recherches. — Il est incontestable que ce parasite du paludisme vit hors de l'organisme humain, il est également certain qu'il n'est pas transmissible d'homme à homme, contrairement à ce qui a lieu pour le germe de la variole par exemple.

Comment trouver cette forme extrahumaine ? il y a deux voies ouvertes. On peut chercher au hasard dans la nature des germes ayant des analogies morphologiques ou autres avec la plasmodie malariale, puis s'efforcer de démontrer expérimentalement l'identité des deux germes. Mais une autre méthode consiste à supposer que le parasite, tel qu'on le trouve dans le sang humain, n'y subit qu'une phase de son existence et alors on s'efforcera de le suivre hors du corps humain.

Beaucoup de travaux ont été faits en suivant la première voie, on a exploré le sol, l'eau, l'air des régions paludéennes, on y a trouvé des myriades d'organismes, et successivement Salisbury signalait ses palmelles, Balestra ses algues, Schurtz son oscillaria, Tommasi-Crudeli son bacille, etc., mais toutes ces recherches ont été vaines et pourtant il est plus que probable que le microbe du paludisme pullule dans l'air, dans l'eau, dans le sol et sur la peau des fruits et légumes des régions à malaria.

Méthode suivie dans l'enquête actuelle. — C'est la deuxième voie qu'a suivie Manson.

Le parasite, dit-il, se multiplie chez l'homme pour une des trois raisons suivantes : 1° parce que l'homme est une résidence nécessaire à l'évolution et à l'existence du parasite comme espèce ; 2° parce qu'ayant pénétré accidentellement chez l'homme le parasite y trouve un milieu adéquat à son existence et s'y maintient, bien que ce milieu soit peu favorable à la vie de l'espèce, bien qu'il puisse vivre en d'autres milieux. En un mot l'infection malariale peut être un exemple de parasitisme de choix.

Assurément l'homme n'est pas un milieu indispensable à la vie de l'espèce malariale, car il est des régions paludéennes où l'homme ne pénètre jamais ou très rarement, et de plus la malaria est rare dans les villes où les hommes abondent. Comme Blanchard l'a dit, la plasmodie préexiste à l'homme.

Une caractéristique du parasitisme accidentel est sa rareté extrême, ce n'est pas le cas pour la malaria, et, de plus, dans le parasitisme accidentel, il n'y a d'ordinaire pas de reproduction du parasite. Or, non seulement le germe paludéen se multiplie chez l'homme, mais encore il peut après une latence plus ou moins longue de nouveau repulluler. Enfin, si la présence de l'hématozoaire du paludisme n'est qu'accidentelle chez l'homme, il faut conclure qu'il en est de même pour tous les membres de cette famille des hématozoaires dont le nombre va croissant chaque jour. C'est ainsi, comme nous le verrons, que Danilewsky a trouvé presque constamment dans le sang de certaines espèces d'oiseaux un hématozoaire très voisin de celui de l'homme. Si l'hématozoaire de l'homme n'est qu'accidentel, pourquoi n'en serait-il pas de même pour les autres ? Si donc l'hématozoaire du paludisme n'est présent chez l'homme ni comme accident, ni comme y traversant une phase indispensable de son existence, il faut bien conclure, puisqu'il se multiplie chez l'homme, qu'il y trouve un hôte alternatif, qui lui convient et duquel il peut s'échapper pour propager son espèce. L'homme, en un mot, n'est qu'un milieu où le parasite peut vivre, mais le parasite n'est pas qu'un visiteur accidentel, c'est un parasite de l'homme et il s'y loge non pas seulement dans son propre intérêt mais dans celui de l'espèce à laquelle il appartient.

Manière dont le parasite s'échappe de l'homme. — Les

parasites pour sortir du corps de leur hôte ont souvent des façons bizarres et compliquées, presque incroyables. Ainsi les parasites intestinaux se multiplient hors du corps de l'homme au moyen de leurs œufs déposés dans les fèces ; les parasites du poumon confient leurs œufs et leurs petits au mucus bronchique, etc.... Quel procédé emploie l'hématozoaire de Laveran ?

Si, ayant une préparation de sang paludéen sous le microscope, on prolonge l'examen pendant quinze ou vingt minutes au plus, on ne tarde pas à voir apparaître une nouvelle forme du parasite : le *corps flagellé* (dont suit la description). Manson n'a jamais trouvé ces corps dans le sang circulant, et, selon lui, ils n'apparaissent qu'un certain temps après que le sang est sorti des vaisseaux.

Quelle est donc la nature de ce corps, son époque d'apparition, son but, son interprétation ? A un certain moment, si on examine le sang d'un paludéen atteint de fièvre tierce, bien que la plupart des corps intraglobulaires aient disparu, sans doute parce qu'après leur sporulation ils ont disséminé leurs spores, on peut néanmoins trouver encore quelques-uns de ces parasites intrahématiques et, si l'on s'attache à en suivre un, il peut arriver qu'on le voie abandonner l'hématie et devenir un *corps sphérique libre*. De cette constatation on peut conclure que le corps sphérique libre n'est autre chose qu'un corps intraglobulaire qui a abandonné l'hématie qui le contient.

Il est possible à un moment donné qu'on voie le pigment de ce corps agité de mouvements violents, puis le corps lui-même se contournera, s'étirera, puis enfin brusquement surgiront de longs flagella. Tel est un des modes de formation des corps flagellés. D'autre part, si l'on a soin de fixer et de colorer rapidement le sang tiré du doigt d'un paludéen, jamais, quel que soit le nombre de lamelles ainsi préparées, on ne trouvera de corps flagellé, ce qui prouve bien que ces corps n'existent jamais dans le sang circulant.

Enfin si l'on examine le sang d'un paludéen qui a souffert pendant un temps plus ou moins prolongé de ces fièvres malignes, appelées bien à tort fièvres estivo-autumnales, outre les formes décrites jusqu'ici, on en rencontre encore une nouvelle : *le corps en croissant,* parasite qui ayant vécu dans un globule sanguin en a dévoré l'hémoglobine. Entre les deux cornes du croissant, on trouve les unissant, une ligne fine, vestige du globule rouge.

Si l'on poursuit un certain nombre de ces croissants, on en verra quelques-uns, changeant brusquement de forme, devenir ellipsoïdes puis sphériques. Dans le croissant, il y a toujours du pigment immobile, et immobile il reste pendant cette première transformation, mais quand le croissant est devenu un corps sphérique bientôt ce pigment manifeste des mouvements énergiques, qui le diffusent dans tout le protoplasma : en même temps, on voit le corps sphérique s'agiter lui aussi et tout à coup des flagella sont projetés à la circonférence.

Cette transformation si intéressante des corps sphériques et des croissants en corps flagellés est-elle due à un phénomène dégénératif ou est-elle une évolution vitale, une étape normale de la vie du parasite ?

Pour Manson, c'est la première phase de la vie extrahumaine de la plasmodie.

Le corps flagellé n'est pas une plasmodie dégénérée. — Blanchard, Labbé, Grassi, Marchiafava, Bignami et d'autres soutiennent que le corps flagellé est une forme dégénérée du parasite. Mais cette hypothèse est bien difficile à admettre étant donné que d'ordinaire la vie se manifeste par le mouvement, la locomotion et que les formes si nettement définies indiquent plutôt une organisation parfaite qu'une dégénérescence.

C'est surtout quand le sang se coagule, se refroidit, meurt en un mot, qu'on voit paraître ces flagella à mouvements convulsifs, agoniques ; quant aux oscillations, les dégénérationistes les font remarquer par les mouvements browniens. Mais on objecte que cette température inférieure à celle du corps humain est une condition essentielle pour que cette forme spéciale du parasite puisse se développer. Quant aux mouvements browniens, jamais ils ne sont aussi réguliers, aussi étendus que ceux du pigment dans les parasites au moment de leur transformation,

Il n'y a qu'un petit nombre de corps sphériques ou en croissant qui se transforment en corps flagellés : donc, disent les dégénérationistes, c'est une métamorphose accidentelle, exceptionnelle. Mais il faut bien reconnaître que les conditions de développement des parasites sont peu favorisées par leur séjour entre deux lames de verre qui les compriment.

Les corps flagellés sont en somme rarement observés.

Fonctions des corps flagellés. — On voit donc que les corps flagellés dérivent toujours d'un corps intraglobulaire, car les croissants sont évidemment des corps intrahématiques, qui ne sont pas devenus sporulés pour des raisons inconnues ; un biologiste peut-il dire pourquoi un embryon devient mâle et un autre femelle ? Pour Manson, le corps flagellé est d'ailleurs une plasmodie sporulée, dont les spores ont pris la forme de flagella dans un but déterminé et intéressant la vie extrahumaine du parasite. Une preuve à l'appui de cette opinion, c'est qu'on voit des corps sphériques dérivant de croissant ne pas donner de flagella et se transformer en corps sporulés, en corps en rosettes. Les flagella seraient donc l'analogue des sporules ; mais dans un cas la sporule sera intraplasmodique, dans l'autre extraplasmodique ; la première est destinée à donner des parasites intra-humains, les autres, des parasites extrahumains, mais tous deux ont pour fonction la conservation de l'espèce.

Détails sur le mode d'échappement du parasite. — Tout parasite pour s'échapper du corps de son hôte a quatre méthodes : il peut s'échapper grâce à ses propres efforts, ou grâce à ceux de son hôte, ou avec l'aide de quelque agent extérieur ou enfin par le fait de la décomposition *post mortem* de l'organisme qui lui donnait asile.

Il est peu probable, il est même impossible d'admettre que la plasmodie quitte le corps humain par ses propres efforts ou grâce à nos efforts personnels (excreta, hémorragie). Il ne reste donc que les deux derniers procédés d'évasion de l'organisme.

La théorie du moustique. — Cherchant quel pouvait bien être l'agent extérieur qui enlevait la plasmodie, Manson pensa, comme Laveran l'avait antérieurement dit, que la plasmodie était un parasite sanguin passif, elle devait s'échapper de notre corps comme le font par exemple les parasites musculaires passifs, qui, d'ordinaire, sont ingérés par les carnivores. La plasmodie devait donc être avalée par quelque *suceur de sang* : la punaise, la mouche, le pou, la sangsue, le moustique.

La distribution géographique de la malaria et d'autres considérations appellent l'attention sur les moustiques. Ne sait-on pas en effet que fréquemment malaria et moustiques se rencontrent dans les mêmes régions marécageuses.

Analogie avec la filaire. — En outre, Manson avait depuis longtemps remarqué des analogies de structure, d'exigences, de coutumes entre la plasmodie et la filaire, parasite dans la vie duquel le moustique joue un rôle si important. Plasmodie et filaire sont en effet des parasites sanguins et doivent pour continuer la vie de l'espèce quitter le corps humain. La filaire a une gaine protectrice, la plasmodie a pour gaine l'hématie. La filaire est ainsi enveloppée afin de l'empêcher de sortir des vaisseaux sanguins, ce qui lui permettrait de se réfugier dans les tissus ambiants où les moustiques ne pourraient plus la recueillir. La filaire a une armature orale très puissante, qui semble toujours disposée à travailler, la gaine protectrice empêche l'emploi inutile et prématuré de cette armature, qui plus tard sera très utile. De même la plasmodie est enfermée dans le globule rouge, car si elle était libre dans le sang, elle serait mangée par les phagocytes. La filaire est enfermée pour empêcher son suicide ; la plasmodie, pour prévenir son meurtre. La nature a engainé ces deux parasites dans le même but : la conservation de l'espèce.

La gaine de la filaire est toujours facile à démontrer ; il n'en est pas toujours de même pour celle de la plasmodie ; néanmoins on peut parfois apercevoir la plasmodie au moment même où elle laisse son globule rouge engainant.

La phagocytose et le parasite de la malaria. — Tant que le parasite paludéen reste inclus dans l'hématie et tant que celle-ci n'est pas trop profondément altérée, le parasite est à l'abri du phagocyte ; mais dès qu'il est à maturité, qu'il devient libre et qu'il flotte dans le sérum, il devient une proie facile pour les phagocytes ; mais jamais Manson n'a vu un parasite intraglobulaire ingéré par un macrophage ; par exemple jamais on ne trouve un croissant dans l'intérieur d'un phagocyte, on y trouve fréquemment au contraire des corps flagellés.

Filaire et plasmodie quittent donc leur gaine lorsqu'il s'agit de s'échapper de leur hôte.

Comment s'échappe la filaire de sa gaine. — Pour étudier ce mécanisme, il faut placer ce sang contenant des filaires dans un endroit frais, au besoin sur de la glace ; après quelques heures, on examine au microscope et à la température de la chambre. Alors on voit la filaire refroidie, engourdie, récupérer peu à peu ses mouvements actifs, mais en outre des mouvements de frétillement qu'on rencontre en tous temps chez la filaire normale, on constate bientôt que le parasite est animé de mouvements d'une espèce tout à fait particulière et différant complètement du frétillement habituel. En effet, la filaire s'agite dans son sac avec l'intention bien évidente de le rompre. Le froid auquel le sang a été soumis a eu pour effet de chasser l'hémoglobine des globules rouges pour se diffuser dans le sérum, qui par suite s'est épaissi, et cet épaississement du liquide favorise ou même provoque la sortie de la filaire. Dès que celle-ci a laissé son enveloppe, on la voit parcourir le champ du microscope : la locomotion a remplacé le frétillement stationnaire.

Nous avons vu de même que le croissant, retiré de la circulation, reste sans mouvement dans son enveloppe, mais dès qu'il a rompu sa capsule et qu'il devient libre, il se transforme en corps flagellé qui jouit de mouvements de locomotion.

Manson croit que la gaine filarienne a pour but d'éviter l'usage de l'armature orale de la filaire, afin que celle-ci ne puisse s'échapper dans les tissus voisins où *l'ami moustique* ne pourrait plus la recueillir. Mais dès que le moustique a introduit dans son estomac la filaire avec du sang ambiant, celui-ci se trouvant alors dans les mêmes conditions que lors de l'expérience du refroidissement, la filaire quitte sa capsule. Elle doit alors abandonner l'estomac du moustique afin de pénétrer dans les muscles du thorax de l'insecte, car c'est là seulement qu'elle peut achever sa métamorphose. Elle doit donc parcourir tout l'estomac, ce qui lui est facile grâce à ses mouvements de locomotion, puis quand elle a atteint la paroi stomacale, grâce à son armature orale intacte, elle va la perforer et finalement se loger dans les muscles thoraciques.

Comparaison de la filaire et de la plasmodie. — Comme la filaire, la plasmodie est engainée par le globule rouge ; comme la filaire, elle laisse son enveloppe à un moment donné et jouit alors de mouvements réels au lieu de simples oscillations. Comme pour la filaire, le moustique sera pour la plasmodie un agent libérateur.

Suivons le germe malarial dans l'estomac du moustique et supposons que le suc gastrique ne le tue point ou du moins respecte certaines de ses formes.

Les sporules vont mûrir et se séparer. Qu'arrive-t-il alors ?

Dans l'intérêt de la vie de l'espèce plasmodiaire, quel but vont remplir ces spores, qui sont sans mouvement, qui ne sont plus protégées par les hématies, qui ne peuvent même plus chercher à s'y réfugier puisque ces hématies ont perdu leur hémoglobine ? Si elles sont vivantes, ces spores seront dévorées par les phagocytes ; si elles sont mortes, le suc gastrique les digérera.

Si donc, en l'estomac du moustique, la sporulation s'accomplissait comme à l'ordinaire, ce serait la mort de l'espèce plasmodie. Mais, de même que la nature, pour sauver la filaire, lui a donné la propriété de se mouvoir rapidement dans l'estomac du moustique quand elle a perdu sa capsule, de même aussi elle a donné aux flagella ou *spores flagellées* des mouvements rapides afin de pouvoir échapper aux phagocytes et gagner une retraite favorable. Si donc l'hypothèse faite plus haut est vraie, dès que le sang malarial sera introduit dans l'estomac du moustique, immédiatement les croissants et les autres formes de l'hématozoaire qui produisent les corps flagellés devront se transformer immédiatement en corps flagellés. C'est en effet précisément ce qui arrive.

Les mouvements des flagella sont de trois ordres différents : 1° ils ont un mouvement *ondulatoire* analogue à celui des spirilles et qui sert à la locomotion ; 2° un mouvement *oscillatoire* rapide, sorte de mouvement brisant qu'on voit se produire, que le flagellum soit ou non attaché à sa sphère d'origine. Ce mouvement est plus spécialement observé quand le flagellum rencontre sur son parcours un obstacle quelconque, globule rouge ou autre. On voit alors le petit filament se redresser tout à coup, puis manifester ce mouvement vibratoire comme s'il voulait perforer le corps devant lequel il se trouve ; 3° il y a enfin un troisième ordre de mouvement, celui d'enroulement, que Manson n'a jamais observé que sur les flagella libres.

Tous ces types de mouvement sont sous la dépendance des exigences du parasite flagellaire : le mouvement ondulatoire, notoire le transportera jusqu'aux parois de l'estomac du moustique, le mouvement vibratoire lui permettra de perforer cette paroi, que la filaire perçait, grâce à son armature orale. Enfin le 3e mouvement, dit d'enroulement, serait un mouvement d'attente : quand le parasite a atteint son refuge définitif, il s'enroule sur lui-même pour attendre d'ultérieurs changements d'un caractère plus passif.

Telles sont les analogies intimes et remarquables entre l'histoire biologique des filaires et des plasmodies malariales. Mais à ce moment cette histoire cesse d'être identique, car le but à atteindre n'est plus le même ; en effet, la filaire doit se préparer à rentrer dans l'homme, tandis que la plasmodie peut parfaitement vivre en dehors de son hôte. Dans un cas, la réintroduction est obligatoire, dans l'autre elle n'est que facultative.

Analogies biologiques des sporozoaires. — Voyons maintenant ce que l'on sait de l'ordre des sporozoaires, ordre avec lequel la plasmodie a tant d'affinités et examinons dans cet ordre certaines cellules parasitaires des muscles : les *grégarines* et les *coccidies*.

Les gymnosporidies, dans lesquelles Lablé classe les plasmodies, ont beaucoup des caractères des coccidies et des grégarines. Les parasites de ces trois ordres sont intracellulaires pendant toute une partie de leur existence ;

ils se reproduisent par des spores, allant d'un hôte à un autre par des moyens plus ou moins passifs.

Les grégarines et les coccidies ne se propagent point hors du corps de leurs hôtes respectifs, mais il est probable que leurs très proches alliés, les gymnosporidies, tels que la plasmodie de l'homme et les haltéridies et les protéosomes des oiseaux, ne vivent que peu de temps comme organismes libres, sauf à l'état de spores latentes, mais elles sont toujours parasitaires durant leur vie active de propagation. Aussi Manson pense-t-il que le but pour lequel la plasmodie sort de l'estomac du moustique est de gagner quelque cellule du corps de cet insecte où elle pourra se développer, se sporuler comme elle le fait dans le sang de l'homme et comme ont coutume de le faire les grégarines et les coccidies.

Dans quelle partie du corps des moustiques, dans quelle cellule se réfugient les flagella ?

Rien ne le dit et, vu la minutie de ces investigations, on ne le saura peut-être pas de longtemps.

Les aventures d'un flagellum. — Le médecin-major Ronald Ross, qui a fait de remarquables travaux sur les migrations des plasmodies dans le corps des moustiques, a décrit ces aventures. « Je trouvai, dit-il, dans le sang d'un paludéen, trois flagella et je pus suivre l'un d'eux pendant trois heures. Il rencontra bientôt un phagocyte au contact duquel il resta si longtemps que je le crus dévoré, il n'en était rien, il avait au contraire attaqué et perforé le phagocyte, la lutte avait duré un quart d'heure. Alors il se dirigea vers un autre ennemi qu'il perça en plusieurs points alors que le phagocyte cherchait à l'envelopper. Finalement le phagocyte sembla vouloir abandonner la lutte, mais le flagellum l'attaqua de nouveau. Après 50 minutes, alors que le flagellum paraissait épuisé, un troisième phagocyte s'approcha rapidement, mais à peine était-il à portée du flagellum que celui-ci, laissant son deuxième ennemi mort, s'élança sur le nouvel assaillant et en quelques minutes le mit en déroute. A ce moment, le flagellum était devenu beaucoup plus visible, ses mouvements étaient moins vifs, enfin un gonflement parut en son milieu, peu à peu il augmenta et après trois heures l'animal mourut en s'enroulant sur lui-même. »

De ce drame, Ross conclut : 1° que les phagocytes n'ont pas plus de pouvoir sur les flagella libres que sur les trypanosomes ; 2° que les flagella atteignent les phagocytes, les prenant sans doute pour des cellules d'une autre nature, car après peu de temps ils les abandonnent.

Manson adopte ces conclusions et fait remarquer que, contrairement à ce qu'avaient dit beaucoup d'auteurs, les flagella ne meurent pas aussitôt qu'ils ont abandonné leur sphère d'attache. Il est curieux de constater que, lorsqu'ils sont attachés, les flagella ne savent pas défendre les corps flagellés, car on voit souvent de ces corps englobés dans les phagocytes. Les dégénérationistes auront beaucoup de peine pour expliquer ces luttes de flagella.

La plasmodie parasite du moustique. — Il paraît prouvé désormais que, chez l'homme, la plasmodie parcourt un stade normal de son existence, mais elle devient parasite chez le moustique, absolument comme chez quelques grégarines et coccidies et elle s'y reproduit, s'y développe comme dans les hématies humaines. Mais comment sortiront ces spores de la plasmodie quand mourra le moustique, comment se répandront-elles sur le sol, comment se réintroduiront-elles dans le corps de l'homme ?

Il faut avant de répondre à ces questions étudier rapidement un stade de la vie du moustique. Après que le moustique femelle s'est gorgé de sang (le mâle ne suce pas le sang), il cherche un abri sombre placé auprès d'une eau stagnante. Six jours plus tard environ il quitte son abri et, se plaçant à la surface de l'eau, il pond, puis meurt, entraînant le plus souvent ses œufs avec lui au fond de l'eau. Chaque œuf donne naissance à une petite larve qui nage. Ces larves, très voraces, se développent très vite et enfin passent au stade de nymphe ; alors la nymphe flotte quelque temps sur l'eau, puis finalement la coque se rompt et il en sort un jeune moustique qui flotte sur l'eau jusqu'à ce que ses ailes soient devenues suffisamment puissantes pour lui permettre de voler.

Ces larves de moustique sont tellement voraces qu'elles dévorent tout ce qu'elles rencontrent et une des premières choses qu'elles ingèrent, c'est le corps de leur parent que l'humidité et la putréfaction ont suffisamment ramolli.

Histoire d'une grégarine de moustique. — C'est à Ross qu'est due l'histoire de cette grégarine trouvée par lui dans l'estomac d'un moustique de Secunderabad.

C'est dans l'estomac d'une larve de moustique que fut trouvée cette grégarine qui, après un stade intracellulaire de courte durée, devint une grégarine, assez grande, libre et très mobile. A sa maturité, cette grégarine sort de l'estomac du moustique et pénètre dans les tubes de Malpighi, dans lesquels elle rampe pour gagner l'extrémité cæcale. Là, elle s'encapsule et engendre dans l'intérieur de sa capsule une multitude de pseudo-navicelles ; soit chez le moustique à l'état de nymphe, soit quand il est à l'état d'insecte parfait, cette capsule se rompt et laisse échapper un si grand nombre de pseudo-navicelles que les tubes de Malpighi en sont littéralement encombrés, distendus. Beaucoup de ces pseudo-navicelles sont évacuées par les fèces, quelquefois même sur la peau de l'homme alors que le moustique est occupé à sucer le sang.

Le développement de cette grégarine est si rapide que de nombreuses pseudo-navicelles sont déjà émises avant même que le stade nymphal du moustique soit achevé, et c'est un fait très commun de trouver les membranes abandonnées par la nymphe, complètement remplies par une multitude de ces germes de grégarines. Comme, d'autre part, on sait la voracité des larves de moustique, on comprend aisément comment une fois que des grégarines ont été introduites dans une mare d'eau, les larves des moustiques doivent facilement s'infecter.

Cette histoire ne peut-elle indiquer une des voies que les sporozoaires du moustique, la plasmodie malariale par exemple emploient pour se multiplier? N'indique-t-elle pas comment la plasmodie, maladie du moustique, se répand de mare en mare dans un pays et comment elle peut infecter l'homme.

Diffusion de la plasmodie par le moustique. — Dès lors on voit comment l'homme peut ingérer la plasmodie en buvant de l'eau et comment aussi il peut l'inhaler. Les plasmodies restées dans l'eau restent latentes, dans une sorte d'engourdissement analogue à celui que provoque chez elles la quinine, elles peuvent même fort probablement s'enkyster comme beaucoup d'autres protozoaires. Les vents se chargeront de répandre dans l'air les sédiments desséchés des mares infectées et ainsi seront répandus les germes paludéens dans l'atmosphère.

De plus, beaucoup de moustiques meurent hors de l'eau, sans même la rechercher et, tombés à terre, ces corps se décomposent et, ici encore, les vents emportent les plasmodies. Ainsi Manson expliquerait les cas de malaria dans les régions sans marais.

Principes ayant guidé les recherches. — Rouald Ross, étant en Angleterre, s'entendit avec Manson sur la manière dont devraient être conduites les expériences, très analogues d'ailleurs avec celles de Manson sur la filaire. Il fut convenu que les premières expériences seraient tentées avec les croissants, cette forme de la plasmodie étant la mieux définie et la plus facile à reconnaître dans le sang.

Les moustiques ayant ingéré ces croissants, il devait arriver une des trois choses suivantes : 1° le croissant serait tué et digéré sans avoir subi aucun changement évolutionnel ; 2° il pouvait se faire, comme sur le champ du microscope, qu'un grand nombre de croissants persistassent dans cette forme alors qu'un certain nombre d'entre eux se transformeraient en corps annulaires ou sphériques et qu'une petite quantité deviendraient des corps flagellés ; 3° enfin un très grand nombre de croissants se transformeraient en corps flagellés et les flagella se libéreraient.

Si le premier cas se réalisait, l'hypothèse du moustique était erronée ; si c'était le deuxième, elle était douteuse ; si le troisième cas se montrait, les expériences seraient continuées, l'hypothèse du moustique paraissant fort probable.

Dès son retour aux Indes, à Secunderabab, localité très paludéenne, Ross trouva un indigène cachectique, Aboul-Kadir, dont le sang renfermait beaucoup de croissants. Ce malade voulut bien se prêter aux expériences. Ross alors plaça l'homme sous un moustiquaire et y introduisit des moustiques qu'il avait fait éclore ; puis, quand les moustiques eurent piqué le malade et se furent gorgés de sang il les retira. Il fit alors à de courts intervalles des examens systématiques du sang de l'estomac des insectes en comparant soigneusement avec du sang retiré du doigt du malade (1).

Ross trouve que l'évolution des corps flagellés se reproduit dans l'estomac du moustique. — Au lieu d'être tués et digérés dans l'estomac du moustique, les croissants, sauf quelques-uns, se développent rapidement, presque tous deviennent des corps sphériques et finalement 40 à 50 pour 100 d'entre eux se transforment en corps flagellés, c'est-à-dire que dans l'estomac du moustique, la plasmodie se comporte comme la filaire. Après de nombreuses expériences, voici la conclusion de R. Ross, tous les résultats ayant été identiques :

1° Dès qu'ils ont pénétré dans l'estomac du moustique, presque tous les croissants sont convertis en corps sphériques, et après 15 ou 20 minutes, c'est à peine si l'on trouve un ou deux de ces croissants ;

2° Ces corps sphériques ont des contours très nets et un protoplasma clair, qui permet de les distinguer des corpuscules ambiants. Le pigment de ces sphères est d'ordinaire groupé ; peu à peu ce pigment s'agite en même temps que le corps sphérique prend un léger mouvement oscillatoire ;

---

(1) Le lecteur trouvera toutes ces expériences décrites longuement dans un article du *British med. journal*, 17 décembre 1895.

3° On trouve déjà des corps flagellés après trois minutes, et après 34 minutes au plus. On les trouve presque toujours rassemblés dans le même champ, comme s'ils provenaient de la même prise de sang et qu'ils aient mûri ensemble ;

4° Les sphères à pigment (spentsphores), c'est-à-dire les corps flagellés dont les flagella se sont séparés, représentent pour ainsi dire une masse résiduelle laissée après la sporulation. On peut trouver ces sphères très prématurément, c'est-à-dire huit minutes après que le moustique a sucé le sang. Mais alors elles sont peu abondantes, et leur nombre va sans cesse croissant, pouvant atteindre jusqu'à 60 pour 100 des parasites non englobés par les phagocytes. Ces sphères ne semblent plus être que des masses de pigment, qui paraît mort, bien qu'il puisse être encore agité de faibles oscillations ;

5° Les phagocytes renfermant des sphères à pigment sont vus plus tard que ces sphères à pigment résiduel et vont en augmentant de nombre pendant deux heures environ ;

6° Environ 36 à 40 pour 100 des parasites ne donnent pas de flagellés et restent à l'état de corps sphériques.

En résumé : 1° dans l'estomac des moustiques tous les croissants se transforment en corps sphériques ; 2° 30 à 40 pour 100 des sphères meurent après une ou deux heures, le reste a donné des flagellés ou a été dévoré par les phagocytes.

Effets de la quinine sur l'évolution des corps flagellés dans le sang paludéen et dans le sang introduit par le moustique dans son estomac. — Le malade Abdul-Kadir étant menacé d'un accès on lui donna de la quinine. Mais Ross continuant alors ses observations, avant d'avoir pris la quinine, on pouvait constater qu'un certain nombre des croissants du sang du doigt se transformaient en corps annulaires ou sphériques, puis en corps flagellés, mais après l'ingestion de la quinine, cette transformation cessa et tous les croissants restèrent en l'état. Le médicament, s'il n'avait pas tué les parasites, avait du moins affaibli leur énergie vitale. Dans l'estomac du moustique cette transformation se continua comme antérieurement mais avec un retard d'environ 15 minutes. Il semble donc que dans l'estomac du moustique, les conditions nécessaires à la transformation des croissants sont si favorables qu'elles triomphent de l'action de la quinine.

Expériences sur la transmission de la malaria à l'homme par l'injection d'eau renfermant des moustiques paludéens. — Ross fit ingérer à un individu bien portant une ou deux drachmes d'une eau dans laquelle étaient morts deux moustiques malariques après y avoir déposé leurs œufs. Dans l'espace de temps qu'on trouve toujours pour l'incubation expérimentale de la malaria, c'est-à-dire onze jours plus tard, l'homme avait un accès de fièvre caractérisé par de la céphalée, de l'élévation de température (103° F.) et de la fatigue. La fièvre dura trois jours puis cessa spontanément. Dans le sang, on trouva de nombreux parasites en forme de bague, mais pas un croissant. Il n'y eut pas de rechute, ce qui laisse quelque doute dans l'esprit. L'expérience fut renouvelée, mais la fièvre eut toujours des caractères équivoques.

Malgré ce pseudo-échec, il est permis d'affirmer que l'estomac du moustique est un milieu favorable au développement des corps flagellés.

Objections élevées contre la théorie du moustique. — La

première objection qui se présente est la suivante : Il y a dans le monde des régions où abondent les moustiques et où il n'y a pourtant pas de paludisme. Ce n'est pas là un argument bien convaincant. Admettant même, ce qui n'est nullement prouvé, que les moustiques de ces régions sans malaria soient les mêmes que ceux des pays paludéens, il ne s'ensuit pas que fatalement la plasmodie doive se rencontrer dans le corps de ces moustiques. Le même argument pourrait être mis en avant pour démontrer que le moustique n'est pas un agent indispensable à la propagation de la filaire ; de même pour le rôle du mouton, du chien dans la propagation des hydatides, pour le cyclope dans la propagation du ver de Guinée.

Manson a pu, en 1895, se convaincre que le ver de Guinée pouvait vivre en Angleterre. Pourquoi donc n'y est-il pas endémique, puisqu'il est souvent introduit dans ce pays et que le cyclope, son hôte intermédiaire, abonde dans les mares, les fossés ? On pourrait donc produire une épidémie de ver de Guinée à Londres en répandant dans un cours d'eau un plein seau de cyclopes avec quelques vers de Guinée ; on aurait ainsi des centaines de malades atteints du ver de Guinée dans le courant de l'année ; mais à ce premier groupe s'arrêterait l'épidémie. Pourquoi ? Pour beaucoup de raisons dont une seule suffit d'ailleurs, c'est que les Anglais portent des souliers et des chaussettes ; et cette simple précaution suffit pour prévenir la diffusion épidémique. Si Manson cite cet exemple, c'est afin de montrer, de saisissante façon, la complexité de ces problèmes et combien telle circonstance, qui paraît banale, suffit pour limiter, arrêter l'extension d'une maladie.

Une autre objection est la suivante : *la malaria peut exister là où il n'y a pas de moustiques.* En effet, dans certaines régions de la côte ouest d'Afrique, il y a beaucoup de paludéens et pas de moustiques. Mais les enquêtes de Manson lui ont démontré que dans ces localités, si des eaux stagnantes venaient à exister, les moustiques ne tardaient pas à y paraître et en outre que non loin de ces localités sans moustique, il en existait où ces insectes abondent. Dès lors, dit-il, les vents peuvent transporter le moustique paludéen ou ses débris, ou ses larves ou même le germe de la plasmodie. De même aussi l'eau des ruisseaux, des rivières.

Objections biologiques. — Les corps flagellés, disent certains zoologistes, sont des formes dégénérées ou agoniques. A tous les arguments déjà cités, on peut encore en ajouter d'autres : ainsi Lister, dans l'introduction de son livre sur les Mycétozoaires, publié en 1894, montre que les spores de certains protozoaires sont placées dans l'eau, elles donnent issue à des corps amœboïdes qui, après avoir vécu quelque temps comme amibes, émettent un flagellum et se servent alors pendant un temps assez long de ce flagellum et se nourrissent de bacilles, etc... Finalement ces corps retirent leur flagelle et se divisent, chaque division vivant ultérieurement comme le corps originel, c'est-à-dire d'abord sous la forme amibe, puis sous celle de corps flagellés. Aussi Lister et son frère pensent-ils que cette exflagellation doit être regardée comme un phénomène vital.

Cependant, Gram et Feletti affirment que le noyau ne prend aucune part à la formation des flagellés, et Labbé est aussi de cet avis. Ce serait un fait néfaste à la théorie de Manson, mais d'autres zoologistes sont d'un avis tout différent, et Sacharow, qui est pourtant un dégénérationiste, affirme, après étude approfondie du sujet, que la formation des flagellés est due à une perversion de la karyokinèse nucléaire.

Labbé fait remarquer, d'autre part, que tandis que toutes les espèces connues de gymnosporidies de l'homme et des oiseaux (plasmodie malariale de l'homme, des oiseaux) produisent des flagelles, celles des grenouilles et des lézards (dactylosoma et cytamœba) n'en produisent pas, d'où il conclut que l'exflagellation n'est pas un processus vital.

Manson en tire une conclusion contraire, car, dit-il, le moustique n'attaque ni le lézard ni la grenouille, et cependant les gymnosporidies de ces animaux à sang froid doivent avoir quelque voie pour continuer la vie de leur espèce, par suite ces parasites doivent avoir une adaptation différente de celle des gymnosporidies de l'homme et des oiseaux.

Le moustique attaque les oiseaux. — On a encore objecté que les moustiques n'attaquant pas les oiseaux, le processus d'exflagellation était inutile chez ces animaux. Mais Manson a vu les moustiques mordre les oiseaux en Chine, et de même que Lewis aux Indes.

La plus sérieuse objection présentée contre la théorie du moustique, c'est que jusqu'à présent on n'a pas encore pu retrouver le flagellum dans le corps du moustique et qu'on ignore son trajet. Tant qu'on n'aura pas résolu ce problème, on pourra toujours nier la théorie et croire à une simple analogie avec l'histoire de la filaire.

Les hématozoaires se rencontrent chez les oiseaux avec les mêmes caractères que chez l'homme. Depuis plus de dix ans, Danilewsky (1) s'est consacré à l'étude des hématozoaires d'oiseaux ; il a pu constater qu'ils ressemblent d'une façon frappante aux hématozoaires de Laveran, et qu'il existe dans le sang des oiseaux des formes parasitaires ressemblant à celles qu'on trouve chez l'homme dans les formes tierce et quarte. Aussi conclut-il à l'identité absolue entre les hémocytozoaires de l'homme et des animaux qui ne font que modifier très légèrement quelques-unes de leurs propriétés en s'adaptant à des conditions variées du parasitisme. Les cytozoaires de l'homme et des animaux constituent par conséquent un seul et même ordre, auquel l'auteur donne le nom d'hémasporidies, comprenant aussi les hématozoaires des poissons, des amphibies et des reptiles. Cette théorie unitaire est aujourd'hui admise par un grand nombre d'auteurs et si Dimattei est arrivé à des résultats différents dans ses recherches sur les parasites du sang des pigeons, c'est qu'il n'avait que des animaux atteints d'infection chronique et n'avait pas observé chez eux d'infection aiguë avec fièvre, action favorable de la quinine, etc...

Pour rappeler et mettre en lumière toutes les données d'après lesquelles il se croit autorisé à conclure à la spécifité malarique des cytozoaires des oiseaux et par conséquent à l'existence de l'impaludisme aigu chez ces derniers, M. Danilewsky donne le tableau comparatif suivant des principaux signes qui caractérisent l'impaludisme chez l'homme et les animaux.

---

(1) Danilewsky. *Archives russes de pathologie, de médecine clinique et de bactériologie*; 1896, n° 1.

Malaria.

CHEZ L'HOMME	CHEZ LES OISEAUX
1° La fièvre caractéristique est due à l'action pathogène d'un micro-organisme intracellulaire sporulaire (cytamœbe des formes tierce et quarte).	1° L'infection fébrile aiguë s'accompagne du développement dans le sang d'un micro-organisme sporulaire, intracellulaire.
2° Les formes irrégulière, continue, etc..., qui évoluent pendant un temps plus ou moins long, sans hypothermie sont dues à la variété semi-lunaire, dont la sporulation n'est pas admise par tous.	2° Les oiseaux atteints d'infection chronique ne se distinguent presque en rien des oiseaux bien portants, si ce n'est pas la présence dans le sang d'un parasite vermiforme tout à fait analogue à la forme semi-lunaire chez l'homme.
3° On trouve dans le sang des fébricitants un cytozoon sphérique (Polimitus) dont les flagella deviennent appréciables cinq ou dix minutes après la sortie du sang hors des vaisseaux. Ces flagella, mobiles, ne s'observent que dans le sang tout à fait frais ou fixé très rapidement. On n'y trouve pas non plus de polimitus libre, mais seulement le polimitus intracellulaire.	3° Chez les oiseaux, on observe dans le sang, à côté d'autres micro-organismes, le polimitus qui ne forme de flagella mobiles que quelques minutes après la sortie du sang hors des vaisseaux, quand le polimite sort de l'hématie.
4° Les flagella détachés du polimitus conservent pendant quelque temps leur mobilité autonome sous forme de « pseudospirilles ».	4° Les flagella détachés du polimitus se meuvent librement pendant 20 à 30 minutes et plus, comme des « pseudospirilles ».
5° Le polimitus sorti de l'hémocyte subit rapidement la désintégration complète, surtout lorsque les flagella sont détachés.	5° Après arrachement des flagella, le polimitus subit la destruction mécanique, probablement par suite d'imbibition intense.
6° La sporulation des cytamœdes se fait par la réunion en un amas central de tous les grains de mélanine, le coctamibe lui-même prend l'aspect d'une marguerite (forme quarte) ou d'une rosette, d'une morula (forme tierce).	6° La sporulation du cytosporon se fait autour d'un amas central de grains de mélanine, sous forme d'une marguerite (s'il y a peu de grains et s'ils sont plus grands, ils sont piriformes, à noyau) ; ou bien sous forme d'un amas sphérique de petites spores (morula).
7° Dans quelques cas rares, on observe la mobilité des formes semi-lunaires de Laveran, mais en général on les considère comme des formes immobiles.	7° Les formes semi-lunaires, qui naissent du cytozoon sphérique sous l'œil de l'observateur, présentent une mobilité analogue à celle des grégarines du sang (Drepanidia). Les lave-

8° Toutes les formes de cytozoaires donnent lieu au 2e-3e jour de leur développement, à une métamorphose régressive de l'hémoglobine, avec formation de mélanine.

9° Les cytamœbes et les polimitus peuvent se rencontrer dans le sang des fébricitants ; isolément et indépendamment l'un de l'autre.

10° Dans la forme prolongée, on observe des leucocytozoaires (parasites intracellulaires dans les leucocytes).

11° La microbiose malarique amène une phagocytose intense (phagocytes, microphages, mélanophages).

12° Plus la sporulation du parasite est rapide, plus l'altération de la santé est rapide et intense, plus aussi l'action du parasite est pathogène.

13° La forme de la maladie et sa périodicité sont dues aux propriétés biologiques du parasite et au cyclisme de sa multiplication.

14° L'hyperthermie est la caractéristique de l'impaludisme ; néanmoins, dans les formes prolongées, la température peut non seulement ne pas être au-dessus de la normale, mais même tomber au-dessous (cachexie).

15° Dans l'infection prolongée, on observe la mélanémie et la mélanose des viscères, résultats de la dégénérescence active des hémocytes infectées.

16° Dans l'infection malarique mixte, on trouve dans le sang à la fois le cytamœbe, le polimitus et les Laverania

rania intracellulaires à gros noyau sont immobiles.

8° Toutes les formes de cytozoaires donnent lieu à la formation de mélanine aux dépens de l'hémoglobine et de l'hémocyte pendant au moins quarante-huit heures.

9° Le cytosporon et le polimitus ne se rencontrent pas toujours ensemble.

10° On observe souvent dans le sang des oiseaux atteints d'infection chronique, des leucocytozoaires aux dépens desquels on voit se former les polimitus et les Laverania mobiles.

11° En cas d'infection chronique, on trouve dans la rate, le foie et la moelle osseuse, un grand nombre de micro-organismes et de mélanophages.

12° La sporulation rapide des cytosporon amène une altération manifeste de la santé qu'on n'observe pas avec la multiplication plus lente d'autres parasites.

13° Il en est de même chez les oiseaux.

14° La température chez les oiseaux étant normalement élevée, la réaction thermique peut dans l'infection aiguë, être insignifiante. Dans l'infection chronique la température est normale ou légèrement abaissée.

15° Dans l'infection chronique, on observe la mélanine et la mélanose des organes, surtout de la rate, consécutive à la destruction intense de l'hémoglobine, et due à l'activité vitale du cytozoaire.

16° Chez les oiseaux atteints d'infection chronique, on peut observer l'apparition du cystoporon sporulent, falciformes.

17° Dans l'infection affaiblie, le sang de la périphérie ne contient plus de cytozoaires, tandis que dans le sang de la rate on les trouve encore.

18° Il peut arriver que des sujets en apparence complètement rétablis de la malaria quittent la région palustre pour une contrée tout à fait saine et y ont de nouveau des accès palustres, sans qu'une nouvelle infection ait pu se faire. La guérison n'était donc pas complète, des parasites sont restés dans le sang, et à la première occasion favorable se sont multipliés et ont provoqué l'auto-infection.

19° Tous les parasites signalés plus tard appartenant au groupe d'hémosporidies sont des cytosporidies avant le stade de la multiplication terminée et d'apparition de la mobilité.

20° L'infection malarique se distingue par ce fait, entre autres, qu'elle ne confère pas l'immunité; l'action pathogène des générations ultérieures de l'hémoparasite n'est nullement affaiblie par l'affection antérieure.

en même temps qu'on y trouve le polimitus et le Laverania vermiforme.

17° Au cours de la convalescence, il arrive que le sang de la phériphérie ne contient plus de microbes, tandis que dans la rate et la moelle osseuse on rencontre encore des cytozoaires (infection latente).

18° On peut observer chez les oiseaux une guérison apparente pendant 2-3 mois et plus, vers le printemps on retrouve de nouveau dans le sang de ces oiseaux des parasites de l'infection chronique sans qu'une nouvelle infection hétérogène ait pu avoir lieu les animaux n'ayant pas quitté le laboratoire. Les micro-organismes sont donc restés dans la rate et la moelle des os et ont conservé leur vitalité, probablement sous forme d'espèces résistantes.

19° Tous ces hémoparasites sont des cytosporidies n'ayant pas atteint le stade de la sporulation définitive et le stade mobile d'une Laverania vermiforme adulte.

20° L'immunisation contre une nouvelle infection malarienne, qu'on observe chez quelques oiseaux, est due non à l'infection elle-même, mais aux propriétés particulières de l'organisme; les générations parasitaires qui ont précédé restent sans aucune influence sur l'action pathogène des colonies futures.

En terminant, l'auteur se prononce contre la multiplicité des formes de l'hématozoaire : il n'y aurait qu'une seule variété, qui se modifie en s'adaptant aux organismes qu'elle envahit. Mais cette question ne pourra être définitivement résolue que lorsqu'on arrivera à cultiver le parasite et à provoquer l'infection malarique à volonté.

TRAITEMENT DU PALUDISME

Bien que connue depuis longtemps, l'action spécifique du quinquina, et surtout de la quinine, de l'euquinine et de ses sels, sur les diverses manifestations du paludisme ne pourrait être expliquée. On sait aujourd'hui que c'est à son pouvoir germicide que la quinine doit son action, et qu'elle guérit la fièvre intermittente en frappant de mort les agents animés qui la provoquent.

Cette explication avait été proposée par Binz dès 1869, mais Binz avait décrit comme agents pathogènes du paludisme des parasites qui sont en réalité absolument étrangers au développement de la fièvre intermittente ; aussi sa théorie ne fut-elle pas admise. D'autre part on avait remarqué que les sels de quinine ne tuent ni les algues, ni les champignons qui ont été accusés souvent d'être la cause du paludisme, aussi était-on très éloigné d'attribuer au sulfate de quinine, le pouvoir de détruire les germes de la fièvre paludéenne, lorsque M. Laveran découvrit les hématozoaires et montra que le secret de l'action de la quinine réside bien dans le pouvoir destructeur qu'elle exerce sur ces germes. En effet, le sulfate de quinine, inoffensif pour les algues et les champignons, détruit les protozoaires (Rochefontaine).

Il suffit d'ajouter à une infusion de foin renfermant un grand nombre d'infusoires une très petite quantité de sel de quinine pour tuer ces infusoires en quelques instants.

On peut étudier directement l'action de la quinine sur les hématozoaires, en mélangeant une goutte de solution de sulfate ou de chlorhydrate de quinine, à une goutte de sang palustre ; dans ces conditions, on constate que les mouvements des flagella ne s'observent plus, et que les hématozoaires prennent leurs formes cadavériques. La disparition des parasites dans le sang des malades soumis à la médication quinique montre bien d'ailleurs que la quinine détruit les hématozaires (Laveran).

L'action spécifique de la quinine étant admise, comment admettre les rechutes si fréquentes dans le paludisme, l'hypothèse de réinfection étant écartée ? Pour comprendre la possibilité des rechutes, il faut encore invoquer les beaux travaux de M. Laveran, que nous avons exposés plus haut. D'après cet auteur, la résistance de l'hématozoaire à la quinine, varie suivant le stade de développement auquel il est parvenu ; si les corps sphériques et les flagella disparaissent sous l'influence de la médication, en revanche les corps en croissant résistent en partie, et peuvent engendrer des générations nouvelles, d'où la nécessité d'instituer des traitements successifs sans attendre les rechutes.

Nous sommes conduit à nous demander si la quinine peut-être utilisée pour la prophylaxie de la malaria.

La quinine a été administrée fort souvent dans un but préservatif ; il faut reconnaître que les avis exprimés au sujet de son efficacité comme prophylactique sont assez discordants ; le médecin en chef des troupes anglaises, qui ont combattu les Ashantées, Anthony Home, regarde comme des plus douteux les résultats de l'administration préventive du médicament ; par contre les médecins américains qui l'ont expérimentée sur une vaste échelle pendant la guerre de Sécession donnent des statistiques en général favorables ; les faits suivants rapportés par M. Longuet dans une revue sur la prophylaxie de la fièvre intermittente par la quinine (semaine médicale, p. 6, 1891), paraissent des plus significatifs.

« L'aide-chirurgien Warren donne à 200 hommes de son régiment en opération dans les zones fiévreuses de la Caroline du Sud 0,30 centigrammes de quinine par jour, d'avril à octobre 1863 ; ils ne lui fournissent que quatre fièvres intermittentes et une fièvre typhoïde. Le reste du régiment 3 à 400 hommes, soumis à une autre direction médicale à plus de 300 fièvres intermittentes et de 25 fièvres typhoïdes.

Pendant le même été de 1863 et dans les forts les plus fiévreux du même État, le chirurgien Samuel Logan, qui administre 0,25 centigrammes de quinine par jour à un certain nombre de ses hommes, fait le relevé suivant : 230 de ses hommes ne prenant pas de quinine fournissent 134 fiévreux, soit 56 pour 100 ; 246 qui en prennent irrégulièrement ont 96 malades, soit 39 pour 100 ; enfin 506 hommes qui la prennent régulièrement n'ont que 98 fiévreux, soit 19 pour 100.

Les observations de Groeser sont également fort concluantes.

Il est à remarquer que la quinine a été souvent administrée à des doses trop faibles ; 10 à 15 centigrammes, et l'on ne doit pas s'étonner que ces doses se soient montrées inefficaces dans un grand nombre de cas. Les doses de 25 à 30 centigrammes doivent être atteintes si l'on veut obtenir un résultat appréciable.

En résumé, la valeur prophylactique de la quinine repose aujourd'hui sur l'ensemble de faits suffisamment nombreux et précis (Longuet), et l'on ne saurait se dispenser de prescrire ce médicament, à titre prophylactique, à tout individu exposé à contracter des fièvres intermittentes.

De plus, il est assez difficile de se former une opinion sur les statistiques de ceux à qui l'on administre la quinine sous forme préventive, pour la raison suivante que les abus de whisky, d'absinthe et autres poisons placent les soldats dans un état de moindre résistance. L'auteur de cette thèse qui est originaire des pays à fièvres paludéennes, a pu traverser toute une zone infestée de Madagascar sans contracter la fièvre. Il prenait chaque jour, dans du café, 25 centigrammes de bromhydrate de quinine.

Mais il y a mieux. C'est l'association de fer, arsenic et quinine pris à titre préventif sous la forme suivante :

Bromhydrate de quinine. . .	2	grammes.
Cacodylate de fer.	1	—
Élixir de Garrus.	150	—

Une cuillerée à bouche le matin avant le premier déjeuner.

L'auteur.

Traitement du paludisme aigu. — Les diverses manifestations du paludisme aigu peuvent être divisées en fièvres intermittentes, fièvres pernicieuses, fièvres bilieuses hématuriques et fièvres larvées.

La forme intermittente est la plus répandue, et c'est heureusement celle qui est la plus favorablement influencée par une thérapeutique bien dirigée.

En présence d'un accès intermittent, quelle conduite doit-on tenir ?

D'après G. Lyon, dès que le frisson a éclaté, on doit faire mettre au lit le malade et le réchauffer par des applications de boules d'eau chaude, par l'administration de boissons chaudes légèrement alcoolisées.

Celles-ci sont souvent rejetées quand il y a intolérance gastrique.

Mais nous avons obtenu souvent, au début d'un accès, quand il n'y avait pas intolérance gastrique, un bon succès, en administrant un plein verre de rhum dans une tisane chaude. Nous sommes très ennemi de l'alcool, mais comme médicament nous l'employons.

Cette administration de l'alcool ne donne de succès, nous le reconnaissons, que sur ceux qui sont à leurs premiers accès. Tandis que sur les vieux paludéens nous avons presque toujours de l'intolérance gastrique, et il ne faut alors jamais donner de l'alcool, car on aurait immédiatement des vomissements.

Quand les vomissements existent, on les combattra avec les potions suivantes :

Menthol.	0gr,10.
Alcoolat de mélisse.	15
Eau chloroformée saturée. . .	60
Eau de tilleul..	100

Une cuillère à soupe d'heure en heure ou la classique potion de Rivière ainsi composée :

Bicarbonate de K.	2	grammes.
Eau..	50	—
Sirop de sucre.	15	—

(Potion n° 1.)

Acide tartrique.	2	grammes.
Eau..	50	—
Sirop de limon.	50	—

(Potion n° 2.)

On fait prendre successivement une cuillerée de la

potion alcaline et une cuillerée de la potion acide. Il se dégage de l'acide carbonique qui diminue l'excitabilité réflexe de la muqueuse gastrique.

On pourra recourir encore à l'eau chloroformée ou à la cocaïne dont nous conseillons la formule suivante :

Chlorhydrate de cocaïne. . .	0gr,10.
Eau de chaux..	125
Eau de cannelle.	30
Sirop simple.	30

Une cuillerée à dessert toutes les heures, jusqu'à cessation des vomissements.

Pendant le stade de chaleur, Klein propose l'emploi des purgatifs et recommande l'huile de ricin à la dose de 25 à 30 grammes.

Le stade de sueur annonçant la fin de l'accès, il est inutile d'intervenir.

Mais, hâtons-nous de le dire, le médicament spécifique est la quinine ; grâce à la phagocytose, l'organisme peut lutter contre les hématozoaires, et la guérison d'un paludisme léger peut survenir sans aucune médication, mais ce sont là des exceptions ; le plus souvent, il faut intervenir et le médicament de choix est, nous l'avons nommé, *la quinine*, et la quinine associée au fer et à l'arsenic dans les formes chroniques et les injections hypodermiques de bromhydrate de quinine dans les accès pernicieux.

Le sulfate était autrefois le plus employé mais nous préférons avec beaucoup d'autres auteurs le bromhydrate qui contient plus de quinine, le sulfate (59 pour 100), le bromhydrate (81 pour 100).

On peut administrer le bromhydrate comme le sulfate en cachets ou dans du café noir, ou dans la glycérine, qui enlève un peu de l'amertume.

On doit prescrire la quinine avant l'accès, mais elle ne doit pas être absorbée plus de six heures avant l'apparition de l'accès. La dose habituelle ne doit pas être inférieure à un gramme pour un adulte.

D'après le Pr Dieulafoy, lorsqu'on se trouve en présence d'un accès palustre, on commencera d'abord par prescrire un vomitif, ou un purgatif puis on administera 0gr,75 centigrammes ou un gramme de quinine.

Cette quinine doit être divisée en deux doses, une sera donnée le plus loin possible de l'accès à venir, et l'autre dose sera donnée quatre ou cinq heures avant le retour supposé de l'accès.

La même médication sera continuée pendant quatre ou cinq jours, pendant une semaine, puis on la suspend, si les accès de fièvre reparaissent, on a recours au même traitement.

Le même traitement est aussi applicable à la fièvre palustre rémittente. Comme la rémittente est presque toujours accompagnée de symptômes gastriques ou bilieux, on prescrit alors toujours un vomitif, et l'on donne la quinine à la dose de 75 centigrammes à 1 gramme par jour, en choisissant autant que possible le moment de la rémission.

M. Laveran préfère un traitement avec interruptions qu'il désigne sous le nom de méthode des traitements successifs. Il recommande surtout le chlorhydrate de quinine.

Chez un adulte qui a une fièvre intermittente bien caractérisée on prescrira :

Les 1er, 2e et 3e jours : 0gr,80 à 1 gramme par jour de chlorhydrate de quinine, du 4e au 7e jours pas de quinine.

Les 8e, 9e et 10e jours : 0gr,80 de chlorhydrate de quinine.

Du 11e au 14e jours pas de quinine.

Les 15e et 16e jours : 0gr,80 de chlorhydrate de quinine ; du 17e au 20e jours pas de quinine.

Les 21 et 22e jours : 0gr,80 centigrammes de chlorhydrate de quinine.

Nous insistons d'une façon absolue sur le traitement avec la solution dont nous avons déjà donné la formule et qui contient du fer, de l'arsenic et de la quinine.

Erlich, Guttmann ont employé le bleu de méthylène dans le traitement de la fièvre paludéenne.

Bourdillon aurait coupé des accès avec des doses faibles de quinine. Laveran et tous ceux qui s'occupent sérieusement de paludisme ne peuvent admettre que des doses de 25 à 30 centigrammes puissent suffire.

Il nous est inutile de parler plus longuement de l'action du fer, de l'arsenic et de la quinine.

Ces trois médicaments se sont toujours donnés séparément, et nous considérons que réunis ils peuvent produire un meilleur effet. S'il y a troubles dyspeptiques nous devons ne pas hésiter à mettre notre malade au régime lacté, mais chose curieuse au début du paludisme avant l'empoisonnement complet, il y a généralement augmentation de l'appétit.

Dans les accès pernicieux quoi qu'on dise, malgré de très fortes doses de quinine même en injection hypodermique nous avons constaté souvent des insuccès.

Mais on doit toujours donner la préférence à la quinine, et nous ne sommes pas de ceux qui cherchent un nouveau remède contre cette affection.

Dans les accès pernicieux, nous donnons surtout le bichlorhydrate, qui renferme 81 grammes pour 100 de quinine et qui est très soluble.

Bichlorhydrate de quinine. . .	4 grammes.
Eau distillée.	8 —

Une seringue de Pravaz de 1 centimètre cube correspond à 0,50 centigrammes de sel.

Cette injection, pour ne pas être douloureuse, doit être injectée tiède avec toutes les précautions d'antisepsie. Nous recommandons d'injecter dans la fesse et profondément. Nous évitons ainsi les petits inconvénients des injections sous-cutanées.

Nous répétons cette injection, deux, trois et quatre fois, mais nous ne dépassons jamais cette dose dans les 24 heures.

Comme l'indication thérapeutique est urgente, et que le pronostic peut dépendre d'une intervention rapide, il importe de faire un diagnostic précoce, et de savoir reconnaître l'infection paludique, cause première de tous ces phénomènes graves.

Qu'entend-on d'abord par fièvres pernicieuses ? Les accès palustres sont dits pernicieux lorsqu'ils apportent dans l'économie une telle perturbation, que la vie du malade est mise en danger en quelques jours, voire même en quelques heures.

Les accidents pernicieux sont d'autant plus à craindre qu'on se rapproche davantage des régions tropicales, mais on peut les observer partout là où sévit le paludisme.

Dans quelques contrées de la France, et notamment dans les régions marécageuses de la Basse-Vendée.

On en a observé plusieurs cas :

C'est souvent sous forme épidémique qu'éclatent les accidents pernicieux.

On reconnaîtra la pernicieuse algide au collapsus qui

survient insidieusement pendant le stade de chaleur. Le refroidissement se déclare et s'accentue, la peau devient livide et glaciale, la voix s'éteint, des sueurs froides et visqueuses inondent le corps, le pouls est petit, filiforme, l'anurie est complète. Si l'on ajoute à ce cortège de symptômes, des vomissements, des crampes et des selles riziformes, on conçoit que le diagnostic avec le choléra ne soit pas toujours aisé. Ce refroidissement conduit souvent à la mort. En présence d'un accès algide il faut recourir immédiatement à l'injection hypodermique de bichlorhydrate de quinine et en injecter un gramme contre l'algidité, on fera aussi des injections d'éther, de liqueur d'Hoffmann.

Avec Klein on prescrira une cuillerée à soupe tous les quarts d'heure de la potion suivante :

Camphre.	1	gramme.
Sirop d'éther.	40	—
Fine champagne.	60	—
Sirop d'écor. d'or. amères. . .	30	—
Eau distillée.	70	—

Contre les vomissements, on prescrira de l'eau champagnisée et glacée, ou la potion de Rivière.

Les injections sous-cutanées ou intraveineuses de sérum artificiel à la dose de 500 à 1 500 grammes donnent également d'excellents résultats.

Le coma paludique se caractérise par la perte du sentiment, du mouvement et de la sensibilité. La pupille est immobile. Le coma peut se prolonger pendant 24 ou 48 heures, si l'accès n'est pas mortel, le malade reprend connaissance mais un nouvel accès est à redouter si l'on n'intervient pas activement.

Au traitement quinique intensif par la voie hypodermique, on luttera contre les phénomènes congestifs à l'aide de purgatifs sous forme de lavements.

Follicules de séné.	10 grammes.
Sulfate de soude.	25 —

On pratiquera l'enveloppement des jambes avec de l'ouate sinapisée où l'on promènera des sinapismes sur toute l'étendue du corps. Chez les pléthoriques il est indiqué de pratiquer des émissions sanguines pour décongestionner l'encéphale.

Dans les accès délirants, le chloral et l'opium sont indiqués.

On prescrira la formule suivante :

Hydrate de chloral.	12 grammes.
K. B. R.	6 —
Eau de laurier cerise. . . .	20 —
Sirop de fleurs d'oranger. . .	60 —
Eau de cannelle.	50 —

Une cuillerée à dessert toutes les heures.

Nous recommandons également la potion suivante :

Extrait thébaïque.	0gr,15.
Sirop de tolu..	150
Eau de laurier cerise. . . .	15

Une cuillerée à dessert toutes les 2 heures.

Les formes convulsions se traduisent par des accès épileptiformes qui, lorsqu'ils se multiplient trop fréquemment, se terminent par le coma, et la mort.

Ici encore la médication symptomatique est de la plus haute importance et c'est le bromure à haute dose qu'il faut administrer seul ou associé au chloral.

L'accès syncopal sera traité par des injections d'éther ou de caféine, des inhalations d'oxygène, la respiration artificielle. L'accès conjuré, on recourra aussitôt à l'usage de la quinine pour en prévenir le retour.

TRAITEMENT DE L'IMPALUDISME CHRONIQUE

Contre les manifestations chroniques de l'impaludisme, on luttera surtout par l'association des trois médicaments fer, arsenic, quinine, soit en potion, soit en cachets, soit en pilules. Nous recommandons d'une façon toute particulière le cacodylate de fer, qui contient 19,095 pour 100 de sesquioxyde de fer, et 80,905 pour 100 d'acide cacodylique. Le cacodylate de fer contient sept fois plus de fer que l'arséniate.

Il est inutile d'établir la supériorité du cacodyle sur l'arsenic, il n'est pas toxique et peut s'administrer à des doses plus fortes. Mais il n'est pas nécessaire de pousser les choses à l'extrême : il suffit de remplacer le milligramme d'arsenic par le centigramme de cacodyle. On a donné jusqu'à 18 milligrammes d'arséniate de fer représentant 9 milligrammes d'acide arsénieux.

On pourra donc administrer, et avec des effets bien supérieurs en tant qu'arsenic, 5, 15 et 20 centigrammes de cacodylate de fer, et même davantage au besoin. La dose de fer en sera également six à sept fois plus forte (30 milligrammes au lieu de 6 milligrammes), et ce ne sera encore qu'une dose thérapeutique normale.

Comme moyens hygiéniques on prescrira des frictions sèches, douches tièdes ou froides. Contre les formes dyspeptiques, nous recommandons Vichy. Dans l'anémie nous recommandons la Bourboule.

TRAITEMENT DU PALUDISME CHEZ L'ENFANT

Le Dr Lemanski, médecin de l'hôpital Français de Tunis, insiste sur ce que les accès fébriles proprement dits et les manifestations lentes du paludisme sont très fréquents chez les enfants qui deviennent rapidement cachectiques si la médication n'est pas rapide et énergique. Pour lui, celle-ci comprend l'administration des sels de quinine et la balnéation tiède ou froide.

Dans la première enfance, M. Lemanski donne la quinine systématiquement par la voie rectale. Les expériences lui ont prouvé que les sels de quinine s'absorbent aussi vite et même quelquefois plus vite, par le rectum que par la muqueuse du tube digestif. Il emploie systématiquement le suppositoire, qui est mieux toléré que le lavement, ne détermine pas de cuisson, moins d'envie de défécation, et dont l'application est à la portée de tout le monde.

M. Lemanski formule généralement de la façon suivante :

Sels de quinine. . . .	0gr,10 à 0gr,50 (suivant l'âge).
Beurre de cacao. . . .	1 gramme à 3 grammes.
Cire vierge.	Q. s.

On peut remplacer le beurre de cacao par la glycérine solidifiée (par adjonction de gélatine) ou par le miel cuit. On administre à l'enfant deux suppositoires par jour. Sans se préoccuper des exacerbations thermométriques : l'essentiel étant, pour combattre le paludisme, de saturer l'économie du médicament pendant un temps assez long.

A partir de quatre ou cinq ans on peut recourir à la voie stomacale ; les enfants, dès cet âge, commencent à avaler commodément les pilules ou les cachets de petite dimension.

M. Lemanski rejette les potions ou les sirops parce qu'à son avis les différents correctifs sont impuissants à masquer le mauvais goût de la quinine, et il croit que, toutes les fois qu'on ne peut se servir des cachets ou des pilules, il faut choisir la voie rectale et employer les suppositoires.

L'euquinine, succédané de la quinine, ne possédant aucune amertume, peut rendre les plus grands services. Elle représente un éthylcarbonate de quinine : c'est une substance cristalline peu soluble dans l'eau ; elle a sur les autres sels de quinine l'avantage d'être complètement insipide, ce qui rend son administration précieuse chez les enfants : elle aurait aussi le mérite de ne produire ni troubles dyspeptiques, ni tintements d'oreilles. Aux enfants, on pourrait l'administrer dans du lait, du café, du bouillon, du chocolat, du potage.

Dans les cas graves (accès pernicieux, accès algides, choléra infantile paludéen), on devrait avoir recours aux injections sous-cutanées, aussi bien supportées par l'enfant que par l'adulte. Dans cette occurrence M. Lemanski s'est très bien trouvé du bichlorure de quinine.

A cette médication interne par les sels de quinine, il joint la balnéation tiède ou froide. Le petit malade prend, suivant les circonstances et suivant l'intensité de la fièvre, deux ou trois bains à 35 ou 30° progressivement refroidis.

La puissance antithermique du bain vient joindre ses effets précieux à l'action antipyrétique et antimalarienne des sels de quinine : l'enfant supporte mieux son infection et la fièvre a toujours paru diminuée en durée et en intensité. La balnéation évite très souvent, chez les jeunes sujets, les accès de convulsions qui, pour eux, sont la complication banale de toute intoxication. Grâce à elle la peau vicarie plus facilement le rein, si par hasard cet émonctoire ne fonctionne plus régulièrement.

Dans certains cas, la quinine et la balnéation ont rapidement raison des manifestations fébriles, mais le jeune malade conserve un embarras du tube digestif : les nourrissons vomissent le lait, les enfants plus âgés ont de l'inappétence. Il convient alors, avant de poursuivre le traitement par la quinine ou les reconstituants, d'administrer un purgatif léger ou même un vomitif. M. Lemanski recourt très souvent au calomel. Il le prescrit depuis longtemps (sans avoir jamais observé aucun accident) à la dose de 10 à 40 centigrammes, suivant l'âge. Chez les tout jeunes enfants, quand les vomissements ou la diarrhée persistent, on se trouve très bien de la diète hydrique, à laquelle on joint l'alimentation rectale qui, parfois, accomplit des merveilles.

Dès que les accès fébriles ont complètement disparu, il faut s'adresser au quinquina, à l'arsenic, aux iodures, aux sels de chaux, aux sels de fer, aux bains sinapisés, à l'hydrothérapie froide.

D'une façon générale, il faut être discret et très circonspect dans l'administration du quinquina aux enfants : son action irritante sur les voies digestives est loin d'être compensée par son efficacité. Pendant tout l'allaitement et même assez longtemps après le sevrage, il faut se garder du quinquina. Plus tard, on pourra employer le sirop de Schoul : ce sirop est un mélange à parties égales de sirop d'iodure de fer, de lacto-phosphate de chaux, de quinquina et de raifort iodé — ou bien l'une des deux préparations suivantes :

Poudre de quinquina jaune. .	*ãã*	10 grammes.
Craie préparée..		
Rhubarbe.		5 —
Sous-carbonate de fer. . . .		4 —

Une pincée après chaque repas.

Ou bien :

Teinture de quinquina. . . .		20 grammes.
— de gentiane. . . .	*ãã*	5 —
— de cascarille. . . .		
— de benjoin.		2 —
— de noix vomique. . .		1 —

Vingt gouttes avant chaque repas dans un peu d'eau de camomille.

Le vin de quinquina doit être toujours proscrit.

L'acide arsénieux, l'arséniate de soude, la liqueur de Fowler, la liqueur de Pearson, les iodures, le glycérophosphate de chaux ou de fer ou la kola granulée réussissent également bien et l'on n'a que l'embarras du choix,

Le bain sinapisé à 38°, d'une durée d'environ trois à cinq minutes, suivant l'âge de l'enfant, est un stimulant très précieux : sous son action, la circulation, les échanges divers se font mieux et l'organisme du bébé récupère rapidement ses forces. L'appétit revient vite et l'embonpoint réapparaît. Cette médication peut être suivie plusieurs jours.

Enfin on ne saurait trop recommander les pratiques hydrothérapiques froides : non seulement c'est le meilleur moyen pour guérir définitivement l'impaludisme et ses manifestations fébriles ou larvées, mais encore c'est la seule façon d'éviter les rechutes toutes les fois qu'on habite dans un pays, comme la Tunisie, où le paludisme est endémique.

Aux enfants d'un an et au-dessous, les immersions dans l'eau froide ou tiède conviennent très bien. A partir de deux ans, on peut déjà donner le tub et, à trois ans, l'enfant supporte parfaitement bien une douche en pluie de dix à quinze secondes. Pour donner de bons résultats, cette médication doit être suivie hiver comme été.

Comme régime, il ne faut prescrire aux enfants paludéens ni la viande, ni le vin. Le lait, les soupes, les farineux, les féculents conviennent très bien à ces estomacs délicats, dans les pays chauds plus que partout.

CONCLUSIONS

Terminons ce travail en disant que nous devons nous attacher avant tout à recourir à tous les moyens qui sont en notre pouvoir pour mettre une barrière au développement et à la dissémination du miasme palustre, sinon pour le détruire.

Assainir et transformer les terrains marécageux, ne pas entreprendre les travaux de desséchement pendant les chaleurs, s'éloigner de la contrée où règne la malaria, tels sont les moyens que comporte la prophylaxie du paludisme, que l'État intervienne par ses ressources et assure l'exécution des mesures d'hygiène nécessaires, qui sont une question vitale pour ces contrées infectées.

En effet, entre les habitants livrés à leurs propres ressources et le paludisme, la lutte est inégale s'il n'entre pas en jeu l'intervention de l'État. Qu'elle se manifeste par le desséchement des marais et le drainage dans les plaines où sévit le paludisme. Que l'on s'oppose par des barrages et des écluses au mélange des eaux douces et des eaux salées dans les étangs du bord de la mer, et l'on obtiendra des résultats merveilleux. Qu'il nous suffise de rappeler le cas observé par Melier, cité par Colin, du village de Viarreggio, en Italie. « Grâce à l'établissement d'une écluse de séparation entre les eaux douces et les eaux de la mer, le village de Viriaggio, abandonné jusque-là et qui ne se composait que de quelques cabanes de pêcheurs groupées au pied d'une ancienne tour, est devenu un lieu important et tellement recherché que les premières familles de Lucques en ont fait leur séjour d'été, et ce fait d'un assainissement dû à la seule exclusion des eaux salées est d'autant plus curieux et décisif qu'il a eu sa contre-épreuve. En 1768 et 1769, les maladies reparurent tout à coup comme aux plus mauvais jours. On compta dans le courant de ces deux années 170 décès sur une population totale de 1 350 habitants, soit 1/15. Que s'était-il passé ? Une seule chose : l'écluse s'était dérangée et le mélange des eaux avait commencé. On répare l'écluse et les maladies disparurent de nouveau ; il n'y eut l'année suivante que 32 décès, soit 1/40.

Nous avons vu, d'autre part, et c'est le côté scientifique de la prophylaxie de la maladie, le rôle joué par le moustique dans la propagation du paludisme : que cette théorie soit prouvée, alors seulement la science de la malaria commencera.

Peut-être alors constatera-t-on que chaque espèce d'organisme malarial : tierce, quarte, maligne, a une espèce spéciale de moustique, car on sait que certaines localités ont des types spéciaux de fièvre. Il faudra en outre étudier attentivement la vie des moustiques, leurs habitudes, et on pourra peut-être aussi introduire dans les localités à moustiques des ennemis de ces suceurs de sang.

En un mot, la prophylaxie de la malaria, l'hygiène des pays chauds auront réellement des bases scientifiques, au lieu d'être fondées sur un empirisme hasardeux, reposant parfois tout entier sur des traditions.

INDEX BIBLIOGRAPHIQUE

BONTÉ. — Années 1830 à 1833. *Archives gén. des mémoires de méd. et chir. militaires*, 1re série, p. 36-140, t. XXXVI.

CAMPINCHI. — *Thèse,* Paris, 1899.

COLIN. — Fièvres intermittentes.

CORRE. — Traité des maladies des pays chauds.

CRIESINGER. — Traité des maladies infectieuses.

DESMIER. — *Thèse,* Paris, 1897.

DURAND DE LUNEL. — Traité dogmatique et pratique des fièvres intermittentes.

GIRARD (J.). — Rivages de la France autrefois et aujourd'hui, 4e édition.

GRASSET. — *Thèse,* Montpellier, 1873.

KELSCH et KIENER. — Traité des maladies des pays chauds.

LANCISI. — De Navitis cœli qualitatibus. — De adventiis Romani cœli qualitatibus.

LANDOUZY. — La Corse envisagée comme cure climatérique des tuberculeux. *Congrès de Berlin,* mai 1899, in *Presse médicale,* 27 mai 1899.

LAVERAN. — Le paludisme.

MANCEAU. — *Arch. gén. de mém. de méd. et chir. militaires,* t. XXXVIII, p. 86, 1831.

MANSON. — *Bulletin méd.,* 14 octobre 1896.

MONTFALCON. — Histoire des marais, 1821.

DE PIETRA SANTA. — La Corse et le climat d'Ajaccio.

POMPÉANI. — Le climat d'Ajaccio et le traitement de la tuberculose.

PROUST. — Traité d'hygiène.

REGULUS CARLOTTI. — Du mauvais air en Corse.

TARTENSON. — Traité clinique des fièvres larvées, 1889, 4e édition.
TOURNON (DE). — Études statistiques.
TROUSSEAU. — Cliniques de l'Hôtel-Dieu. Paris, t. III, p. 419.
A. LAVERAN. — Traité des fièvres palustres, 1884.
— Le paludisme. Paris, 1891.
— *Académie de médecine,* 24 septembre 1895.
— *Revue d'hygiène et de police sanitaire,* n° du 20 décembre 1896.
ROSS. — Rapport à l'*Académie de médecine*, 31 janvier 1899.
— Rapport sur la culture du proteosoma dans le moustique gris. Calcutta, 1898, et du rôle des moustiques dans le paludisme. *Annales de l'Inst. Pasteur,* 1899, p. 136.
MANSON. — *Brit. med. Journ.,* 14, 21, 28 mars 1896; 18 juin et 24 septembre 1898.
R. KOCH. — *Aerztliche Beobacht,* in den Tropen. Berlin, 1898, et *Reise Berichte,* Berlin, 1898.
B. GRASSI. — *Policlinico,* 1er septembre 1898.
— et DIONISI. — Rapp. *Accad. dei Lincei,* 4 décembre 1898.
BASTIANELLI et BIGNAMI. — Rapp. *Accad. dei Lincei,* 28 novembre 1898.
BIGNAMI. — *The Lancet,* 3 et 10 décembre 1898.
E. FICALBI. — Revisione sistematica della famiglia delle culicidae europee. Firenze, 1896.
LAMBORN. — Dragon-Flies versus Mosquitoes. New-York, in *Revue scientif.,* 18 octobre 1890.
HOVVARD. — *Centralbl. f. Bakter.,* 1 Abt., Bd. XXV, 1899, p. 293.
SANDERS. — *New-York med. Journ.,* 2 septembre 1893, p. 255.
RUSSELL. — *Insect Life,* 1891, t. III, p. 223.
CAMPBELL. — *Insect Life,* 1891, t. III, p. 470.
VEEDER. — *Nature,* 1880, t. XXII, p. 460.
EATON. — *Insect Life,* 1893, t. V, p. 268.
WEED. — *Insect Life,* 1895, t. VII, p. 212.
OSBORN. — Insects affecting domestic animals. *U. S. Dep. Agricult. Div. of Entomol.,* 1896, Bullet. V.

CHARTRES. — IMPRIMERIE DURAND, RUE FULBERT.

www.ingramcontent.com/pod-product-compliance
Ingram Content Group UK Ltd.
Pitfield, Milton Keynes, MK11 3LW, UK
UKHW021908260726
13966UKWH00006B/1282

9 782012 883758